Trichotillomanie

Fortschritte der Psychotherapie
Band 37
Trichotillomanie
von Dr. Antje Bohne

Trichotillomanie

von Antje Bohne

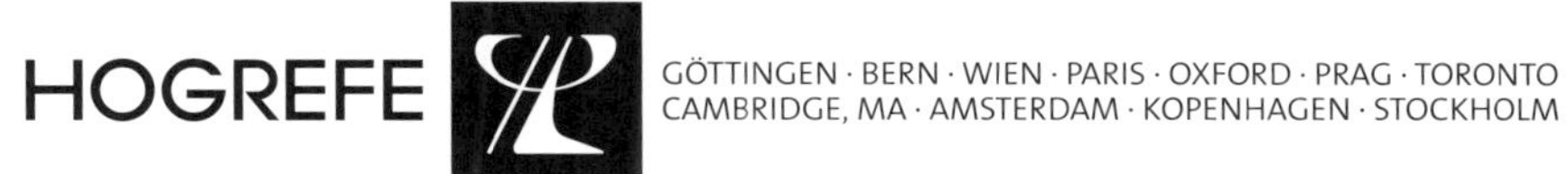

Dr. Antje Bohne, geb. 1972. 1992–1998 Studium der Psychologie in Marburg. 1999–2002 Visiting Research Fellow an der Harvard Medical School/Massachusetts General Hospital (Klinik für Zwangsstörungen und Trichotillomanie), Boston, USA. 2003 Promotion; 2002–2006 Weiterbildung zur Psychologischen Psychotherapeutin (Schwerpunkt Verhaltenstherapie). 2006 Approbation. Seit 2003 Wissenschaftliche Mitarbeiterin an der Universität Münster und freie Mitarbeiterin an der Psychotherapie-Ambulanz der Universität Münster.

Bibliografische Information der Deutschen Nationalbibliothek
Die Deutsche Nationalbibliothek verzeichnet diese Publikation in der Deutschen Nationalbibliografie; detaillierte bibliografische Daten sind im Internet über http://dnb.d-nb.de abrufbar.

Göttingen · Bern · Wien · Paris · Oxford · Prag · Toronto
Cambridge, MA · Amsterdam · Kopenhagen · Stockholm

http://www.hogrefe.de
Aktuelle Informationen · Weitere Titel zum Thema · Ergänzende Materialien

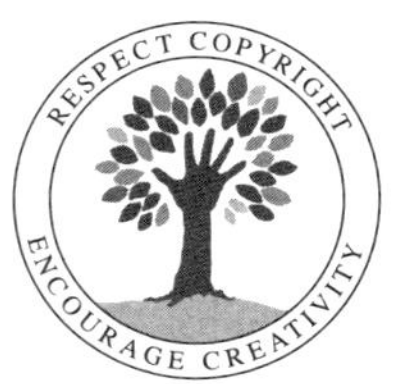

Satz: Grafik-Design Fischer, Weimar
Druck: AZ Druck und Datentechnik, Kempten
Printed in Germany
Auf säurefreiem Papier gedruckt

ISBN 978-3-8017-1996-8

Inhaltsverzeichnis

1 Beschreibung der Störung

Merke:

Trichotillomanie beschreibt das wiederholte Ausreißen von Haaren aufgrund eines unwiderstehlichen Drangs, was zu einem merklichen Haarverlust führt und bedeutsames Leiden oder Beeinträchtigung in wesentlichen Lebensbereichen verursacht.

Heterogene Phänomenologie

Das ist der gemeinsame Nenner aller Betroffenen. Darüber hinaus ist Trichotillomanie durch eine bemerkenswerte Heterogenität gekennzeichnet. Sowohl das Haareausreißen selbst als auch seine Auslösebedingungen und Konsequenzen können bei verschiedenen Betroffenen unterschiedlich sein und innerhalb einer Person im Zeitverlauf fluktuieren.

1.1 Störungsbild

Im Folgenden sollen die wesentlichen phänomenologischen Merkmale der Störung mit ihren Variationsmöglichkeiten beschrieben werden (vgl. z. B. Christenson, Mackenzie & Mitchell, 1991; Cohen et al., 1995; Diefenbach, Reitman & Williamson, 2000; du Toit, Kradenburg, Niehaus & Stein, 2001; einen generellen Überblick geben Christenson & Mansueto, 1999). Die Darstellung folgt dabei dem Modell einer Verhaltensanalyse (z. B. Hautzinger, 2008c; speziell für Trichotillomanie: Mansueto, Townsley Stemberger, McCombs Thomas & Goldfinger Golomb, 1997), eingeteilt in Auslösebedingungen, Verhaltensmerkmale und Konsequenzen. Abbildung 1 gibt einen Überblick über die wesentlichen Komponenten bei Trichotillomanie.

1.1.1 Auslösebedingungen

Die Auftretenswahrscheinlichkeit des Haareausreißens wird in aller Regel sowohl durch internale als auch externale Bedingungen beeinflusst.

Internale Bedingungen. Gemäß der Störungsdefinition sind internale Faktoren die entscheidenden Auslöser für das Haareausreißen (vgl. Kapitel 1.3).

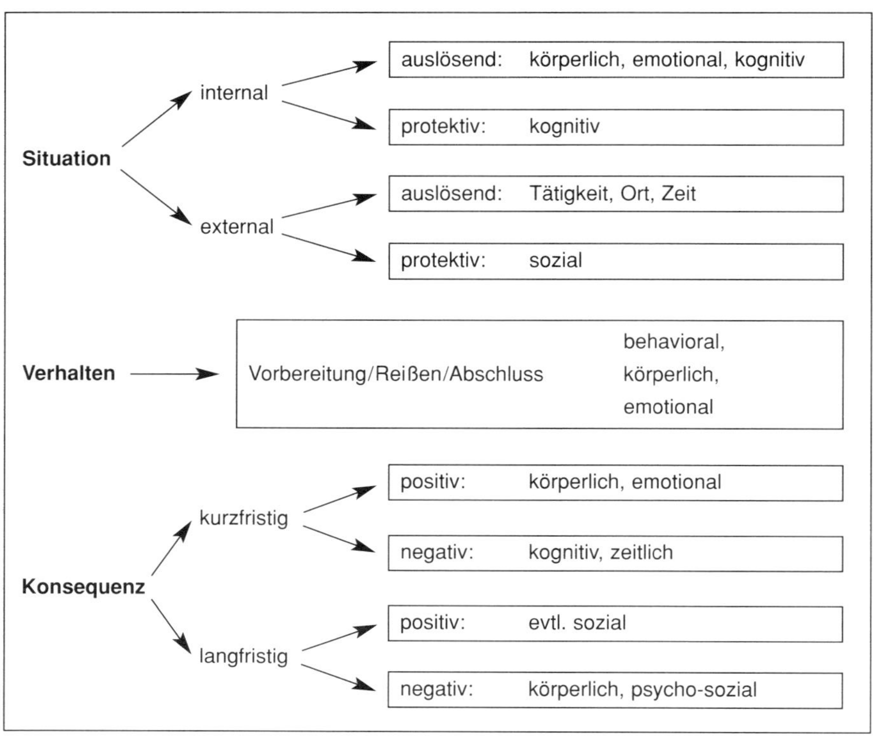

Abbildung 1: Wesentliche Komponenten einer Verhaltensanalyse bei Trichotillomanie

Per definitionem geht dem Haareausreißen ein unwiderstehlicher Impuls oder Drang voraus. Diesen können die Betroffenen auf der körperlichen oder emotionalen Ebene wahrnehmen. Im Allgemeinen wird ein Gefühl der Spannung, entweder im Sinne einer erhöhten Muskelspannung oder im Sinne eines emotionalen Stresszustandes berichtet.

Körperwahrnehmungen

Auf körperlicher Ebene können außerdem ein leichter Juckreiz oder ein Kribbelgefühl auf der Haut den Drang zum Haareausreißen auslösen. Solche Körpersensationen treten meist an einer Körperstelle auf, von der in der Vergangenheit bereits gerissen wurde und von der wahrscheinlich wiederum gerissen wird. Zusätzlich wirken häufig spezifische Wahrnehmungsreize als Auslöser für das Haareausreißen. Für manche Betroffene ist z. B. ein Blick in den Spiegel und das Sehen bestimmter Haare (graue Haare, Haare mit Spliss etc.) oder der Anblick einer Pinzette ein visueller Trigger. Andere werden durch taktile Reize, wie das Fühlen von bestimmten Haaren (z. B. krause oder besonders dicke Haare) zum Reißen animiert. Auch propriozeptive Reize können das Haareausreißen wahrscheinlicher machen, v. a. durch Bewegungen oder Körperhaltungen, die denen während des Haareausreißens ähneln.

Gefühle

Emotionen können ebenfalls den Beginn einer Episode des Haareausreißens begünstigen, beispielsweise Angst, Trauer, Wut und Enttäuschung (negative Valenz) oder aber Erregung, Freude und Neugier (positive Valenz). In vielen Fällen kann auch das Gefühl einer emotionalen Leere, Langeweile oder Teilnahmslosigkeit das Haareausreißen wahrscheinlicher machen, was man im Sinne einer nicht ausreichenden Stimulierung begreifen kann. Die Intensität eines Gefühls ist entscheidend dafür, ob es zum Trigger für das Haareausreißen wird.

Merke:

Internale Zustände, die eine Form von Stress auslösen (sei es aufgrund von Unter- oder Überstimulation bzw. Überforderung), stellen Auslöser für eine Episode des Haareausreißens dar. Welche emotionalen oder körperlichen Zustände als Stress wahrgenommen werden hängt vom Individuum und den jeweiligen äußeren Umständen ab.

Gedanken

Kognitionen können ebenfalls die Wahrscheinlichkeit des Haareausreißens beeinflussen. Zum einen kann Grübeln ganz allgemein (möglicherweise assoziiert mit einem aversiven Gefühlszustand) das Haareausreißen wahrscheinlicher machen, zum anderen können auch ganz konkrete Gedanken oder Annahmen das Haareausreißen begünstigen. Zu denken ist dabei einerseits an eher pauschale dysfunktionale Vorstellungen, die die Bedeutung des Haareausreißens und seine Konsequenzen betreffen, also z. B. „Ohne Haareausreißen werde ich mich nicht wohl fühlen können" oder „Wenn ich jetzt nicht reiße, wird der Drang immer stärker werden, und ich werde letztendlich viel mehr Haare ausreißen." Andererseits können auch sehr spezifische Gedanken eine Rolle spielen, wie z. B. „Meine Augenbrauen sollten genau symmetrisch sein", oftmals verbunden mit einer perfektionistischen Grundhaltung. Insgesamt spielen Gedanken bei der konkreten Auslösung einer Episode des Haareausreißens in der Regel aber eher eine untergeordnete Rolle. Ausnahmen bestehen oftmals bei Betroffenen, die komorbide (z. B. zwanghafte oder depressive) Symptome aufweisen, bzw. bei Betroffenen, bei denen das Haareausreißen Ausdruck einer anderen psychischen Störung ist (vgl. Kapitel 1.6 und 1.7).

Protektive Kognitionen

Gedanken mit protektivem Charakter lassen sich bei vielen Betroffenen ebenfalls identifizieren, wie z. B. „Es wäre zu peinlich jetzt zu reißen" oder „Ich schaffe das jetzt auch, ohne Haare auszureißen." Die Wahrscheinlichkeit für das Auftreten und die Wirksamkeit solcher protektiven Gedanken hängt sowohl von individuellen (persönlichen) als auch situativen Bedingungen ab.

Tabelle 1: Typische internale Bedingungen des Haareausreißens

auslösend	– Hyperarousal (innere Anspannung/Erregung) – Hypoarousal (Langeweile/innere Leere) – visuelle, taktile oder propriozeptive Reize
protektiv	– Gedanken an negative Konsequenzen – Selbstkontrollüberzeugung

Externale Bedingungen. Bedingungen außerhalb der eigenen Person, die den Beginn einer Episode des Haareausreißens begünstigen oder hemmen, lassen sich grob gliedern in die Aspekte Tätigkeit, Ort, Zeit sowie soziale Umwelt. In der Regel lassen sich spezifische situative Konstellationen identifizieren, in denen das Haareausreißen im individuellen Fall besonders wahrscheinlich ist.

Begleitende Tätigkeiten

Tätigkeiten spielen als externale Bedingung eine zentrale Rolle, da die Handlung des Haareausreißens häufig nicht völlig isoliert auftritt, sondern im Rahmen bzw. während einer anderen Tätigkeit ausgeführt wird. Oft kommt es zum Haareausreißen, wenn die Betroffenen eigentlich einer nachdenklich-besinnlichen Tätigkeit (engl.: contemplative behavior) oder einer sitzenden bzw. Ruhetätigkeit (engl.: sedentary behavior) nachgehen (Christenson, Mackenzie et al., 1991).

Tabelle 2: Beispiele für Tätigkeiten, die dem Haareausreißen vorausgehen bzw. parallel ausgeübt werden

(angestrengtes) Nachdenken	– lernen/studieren – Fachliteratur lesen – eine schwierige Aufgabe bearbeiten – wichtigen Schriftkram erledigen – Probleme lösen
Ruhetätigkeiten	– Zeitschriften/leichte Literatur lesen – fernsehen – telefonieren – warten – bei Kleinkindern häufig: Daumen lutschen o. Ä.
Belastungssituationen	– Höchstleistungen erbringen wollen – sich streiten oder etwas durchsetzen – Tätigkeiten unter Zeitdruck ausüben – schwierige Entscheidungen treffen

Internale Faktoren können mit diesen Tätigkeiten kovariieren. Damit ist gemeint, dass möglicherweise nicht die Tätigkeit selbst entscheidender

Auslöser für das Haareausreißen ist, sondern die hiermit einhergehenden Körpersensationen, Gefühle und Gedanken. Bei bestimmten Tätigkeiten, wie z. B. beim Lesen oder Fernsehen, können propriozeptive Reize von entscheidender Bedeutung sein. Beispielsweise können die propriozeptiven Reize einer Körperhaltung, die typischerweise beim Lesen oder Arbeiten eingenommen wird (etwa den Kopf auf eine Hand stützen), den propriozeptiven Reizen der typischen Reißbewegung ähneln bzw. gleichen. Darüber hinaus können Ruhetätigkeiten (z. B. fernsehen oder auf etwas warten) mit einer Unterstimulation einhergehen, während nachdenklich-besinnliche Tätigkeiten (z. B. eine schwierige Aufgabe lösen) mit einem Gefühl der Überforderung verbunden sein können. Auch soziale Konflikt- und Leistungssituationen sowie Situationen, in denen ein besonderer Zeit- oder Entscheidungsdruck besteht, stellen typische situative Bedingungen dar, in bzw. nach denen es vermehrt zum Haareausreißen kommt. Auch hier ist wiederum die Kovariation mit einer negativen emotionalen Befindlichkeit zu beachten.

Zusammenwirken mit internalen Bedingungen

Orte, an denen das Haareausreißen besonders häufig auftritt, sind das Schlaf-, Bade-, Wohn- und Arbeitszimmer sowie das eigene Auto. An diesen Orten sind meist insbesondere das Bett, Sofa/Sessel oder der Schreibtisch mit dem Haareausreißen assoziiert. Diese Orte kovariieren wiederum mit den Tätigkeiten, bei denen bevorzugt gerissen wird. So sind zum Beispiel gerade Bett und Sofa typische Orte für Ruhetätigkeiten (und damit möglicherweise assoziierter Unterstimulation). Der Schreibtisch ist ein typischer Ort, an dem nachdenklich-besinnliche Tätigkeiten (möglicherweise mit einhergehender Überforderung) ausgeübt werden. Auch Orte, an denen Hilfsmittel zum Haareausreißen zur Verfügung stehen (wie z. B. Spiegel und Pinzette im Badezimmer), stellen ein erhöhtes Risiko für das Haareausreißen dar.

Orte

Zeitliche Schwankungen können ebenfalls häufig identifiziert werden, wobei sich das Haareausreißen oftmals auf die Zeit abends (vor dem Zubettgehen oder Einschlafen) oder früh morgens konzentriert. Auch diese Schwankungen sind möglicherweise weniger durch die Tageszeit per se bedingt als durch die damit assoziierten internalen Zustände (z. B. Müdigkeit), Tätigkeiten (z. B. Ausruhen), Aufenthaltsorte (z. B. Bett) sowie die Verfügbarkeit von Hilfsmitteln. Entscheidend mag auch sein, dass die o. g. Tageszeiten im normalen Tagesablauf zur Körperpflege genutzt werden, was wiederum eine visuelle und taktile Beschäftigung mit den Haaren (auch assoziiert mit entsprechenden propriozeptiven Reizen) einschließt und damit den Drang zum Haareausreißen und dessen Auftretenswahrscheinlichkeit erhöht. Einzelne Frauen berichten darüber hinaus von einem gehäuften Auftreten des Haareausreißens zu bestimmten Zeiten ihres Menstruationszyklus (z. B. prämenstruell), was wiederum mit körperlichen und emotionalen Faktoren kovariieren könnte.

Zeitliche Schwankungen

Kombination von Auslösebedingungen u. U. entscheidend

Spezifische Bedingungskonstellationen aus Tätigkeit, Ort und Zeit, in denen es typischerweise zu einer Episode des Haareausreißens kommt, sind in der Regel für den individuellen Fall identifizierbar. So kann das Haareausreißen möglicherweise nur dann beim Telefonieren auftreten, wenn das Telefonat im Sitzen geführt wird (nicht aber im Stehen). Oder aber das Haareausreißen tritt am Schreibtisch beim Lesen (nicht aber bei der Computerarbeit) auf, oder aber nur beim Lesen auf dem Sofa (nicht aber beim Lesen auf dem Küchenstuhl). Die externalen Faktoren interagieren sowohl untereinander als auch mit internalen Faktoren. Beispielsweise kommt es häufig nur dann beim Fernsehen zum Haareausreißen, wenn die Betroffenen den Film als besonders spannend (Hyperarousal) oder langweilig (Hypoarousal) erleben. Das Sehen bzw. Fühlen von bestimmten Haaren löst möglicherweise vor allem dann eine Episode des Haareausreißens aus, wenn gleichzeitig großer Zeitdruck bei der Arbeit besteht und/oder sich die Betroffenen allein im Zimmer aufhalten.

Soziale Umwelt als protektiver Faktor

Situative Reizkonstellationen mit protektivem Charakter lassen sich aus diesen Beispielen im Umkehrschluss ableiten. Für die meisten Betroffenen ist insbesondere die soziale Situation ein ganz entscheidender protektiver bzw. hemmender externaler Faktor (Ausnahme: Kleinkinder). In den allermeisten Fällen werden keine Haare ausgerissen, wenn andere Personen anwesend sind bzw. wenn das Haareausreißen von anderen beobachtet werden könnte. Die Ausübung einer Tätigkeit, die beide Hände beansprucht, ist ebenfalls ein entscheidender protektiver Faktor.

Tabelle 3: Typische externale Bedingungen des Haareausreißens

auslösend	– nachdenkliche, ruhende oder belastende Tätigkeiten – vertraute Orte mit Privatsphäre – Verfügbarkeit von Hilfsmitteln – Körperpflege
protektiv	– Beobachtung durch andere – Ausübung einer Tätigkeit, die beide Hände beansprucht

1.1.2 Verhaltensmerkmale

Auch wenn das Haareausreißen das Gemeinsame aller Betroffenen mit Trichotillomanie ist, so heißt das nicht, dass das Haareausreißen in allen Fällen gleich wäre. Es lassen sich im Ausmaß und in der genauen Ausführung des Problemverhaltens Unterschiede sowohl zwischen einzelnen Betroffenen als auch im zeitlichen Verlauf feststellen.

Merke:

Der Akt des Haareausreißens lässt sich in den folgenden Aspekten genauer charakterisieren:

- Frequenz, Dauer und Menge ausgerissener Haare,
- bevorzugter Haartyp,
- Reißbewegung,
- zusätzlich stimulierende Verhaltensweisen,
- Ritualisierung und Automatisierung,
- Veränderungen auf körperlicher bzw. emotionaler Ebene.

Frequenz, Dauer und Menge

Die Frequenz, Dauer und Menge ausgerissener Haare können beträchtlichen inter- und intraindividuellen Schwankungen unterliegen. Haare können nur gelegentlich oder aber mehrmals pro Tag ausgerissen werden, wobei eine einzelne Episode des Haareausreißens wenige Minuten oder aber mehrere Stunden andauern kann. Zeiten intensiven Haareausreißens können mit symptomfreien Phasen abwechseln, wobei in den meisten Fällen ein Zusammenhang zwischen dem jeweiligen Stresslevel und dem Ausmaß des Haareausreißens besteht: je mehr Stress im Alltag desto größer der Drang zum Haareausreißen. Die Anzahl der ausgerissenen Haare während einer Episode bzw. pro Tag kann beträchtlich fluktuieren. In besonders intensiven Phasen können bis mehrere hundert Haare pro Tag bzw. pro Episode ausgerissen werden.

Bevorzugter Haartyp

Der bevorzugte Haartyp ist vor allem das Kopfhaar, das in die Regionen Schädelplatte, Hinterkopf, Schläfen, Ohrenpartie (oberhalb bzw. hinter den Ohren) und Ponypartie genauer eingeteilt werden kann. Wimpern und Augenbrauen werden ebenfalls häufig ausgerissen. Aber auch alle anderen Körperhaare können betroffen sein, also Bart-, Nasen- und Ohrhaare, Schamhaare, Achsel- und Anushaare, Bein- und Arm- sowie Rumpfbehaarung. Viele reißen von mehr als einer Körperregion oder haben in der Vergangenheit schon von anderen Körperstellen gerissen. Ein Wechsel der betroffenen Körperregion kann ganz gezielt erfolgen (z. B. bessere Verfügbarkeit). In anderen Fällen hat sich das Haareausreißen im Sinne einer zunehmenden Generalisierung im Lauf der Zeit auf verschiedene Körperregionen ausgebreitet. Manche Betroffene reißen bevorzugt Haare nur von einer Körperseite (z. T. in Abhängigkeit von der Reißhand, s. u.). Oftmals werden abgesehen von der Körperregion bestimmte Haartypen bevorzugt gerissen, wobei die Farbe (z. B. weiß oder grau), die Struktur (z. B. dick, kraus, borstig, drahtig, ölig oder stumpf) oder die Länge des Haares (z. B. kurze Stoppeln oder Haare mit einer bestimmten Mindestlänge) entscheidend sein können. Einzelne Betroffene (Kleinkinder häufiger) reißen nicht nur eigene Haare aus, sondern auch die von anderen Personen, Puppen, Stoff- oder Haustieren.

Reißbewegung

Die Reißbewegung kann allein mit den Fingern, Hand und Arm ausgeführt werden. Dabei werden typischerweise Zeigefinger und Daumen evtl. zusätzlich der Mittelfinger verwendet, um ein oder mehrere Haare zu greifen und in einem kräftigen Ruck auszureißen. In manchen Fällen wird zusätzlich eine Pinzette o. Ä. zur Hilfe genommen. Einige Betroffene reißen ihre Haare nur mit der rechten oder mit der linken Hand aus (wobei es sich dabei z. B. bei Rechtshändern nicht unbedingt um die rechte Hand handeln muss). In anderen Fällen wechselt die Reißhand in Abhängigkeit von der Körperseite und -region, von der im jeweiligen Moment gerissen wird, bzw. in Abhängigkeit von der parallel ausgeübten Tätigkeit (z. B. Auto fahren, Buch lesen, am Computer arbeiten), je nachdem welche Hand zur Weiterführung der eigentlichen Tätigkeit benötigt wird.

Merke:

In den meisten Fällen werden vor und/oder nach dem Haareausreißen zusätzlich stimulierende Tätigkeiten mit den Haaren durchgeführt, die einen großen Stellenwert einnehmen.

Zusätzliche Stimulierung

Vor dem Ausreißen spielen viele Betroffene zunächst einige Zeit mit ihren Haaren, z. B. indem sie sich über die Haare streichen, einzelne Haare oder Haarsträhnen durch die Finger gleiten lassen, sie um die Finger herumwickeln oder daran ziehen, ohne sie tatsächlich auszureißen. Einige verbringen Zeit damit, ein bestimmtes Haar auszuwählen, das sie ausreißen wollen. Manche bemühen sich, einzelne Haare zu isolieren, um immer eins nach dem anderen auszureißen, andere haben die Angewohnheit, mehrere Haare auf einmal auszureißen. Nach dem tatsächlichen Ausreißen der Haare werden diese eher selten einfach auf den Boden oder in den Müll geworfen. Die meisten Betroffenen stimulieren sich zusätzlich einige Zeit mit dem ausgerissenen Haar, indem sie es z. B. genau betrachten, um die Finger wickeln, verknoten, sich damit über die eigene Haut streicheln (z. B. im Gesicht oder über die Arme), es durchreißen bzw. durchbeißen oder daran lutschen. In einigen Fällen werden Haare anschließend verschluckt (Trichophagie), was lebensbedrohliche Konsequenzen haben kann (vgl. Kapitel 1.1.3).

Ritualisierung und Automatisierung

Ritualisierung und Automatisierung können beim Akt des Haareausreißens auftreten. Einem persönlichen Ritual gleicht das Haareausreißen etwa dann, wenn es fest in den Alltag eingeplant wird (z. B. Tageszeiten extra dafür freigehalten werden) und/oder wenn es einem typischen Ablauf folgt (z. B. die ausgerissenen Haare jeweils in der Mitte durchgebissen werden). In diesen Fällen erfolgt das Haareausreißen voll bewusst. In anderen Fällen kann das Haareausreißen automatisiert erscheinen. Die Betroffenen nehmen das Haareausreißen dann nicht voll bewusst wahr und realisieren u. U. erst beim Anblick des Häufchens Haare auf dem Fußboden oder beim Blick in den Spiegel, was sie während der letzten Minuten gemacht haben.

Diese Personen beschreiben häufig eine Art geistige Abwesenheit oder Trance-Gefühl während des Haareausreißens, oder sie üben parallel eine andere Tätigkeit (wie z. B. Lesen oder Fernsehen) aus, die im Fokus ihrer Aufmerksamkeit steht. Viele Betroffene kennen beides, sowohl Phasen, in denen ihre Aufmerksamkeit vollständig auf den Akt des Haareausreißens fokussiert ist (engl.: focused pulling), als auch Phasen, in denen das Haareausreißen ohne volles Bewusstsein, quasi automatisiert bzw. gewohnheitsmäßig, auftritt (engl.: automatic/habitual pulling; Christenson, Mackenzie et al., 1991).

Merke:

Während einer Episode des Haareausreißens treten typischerweise charakteristische Veränderungen in der Intensität von Gefühlen und Körperwahrnehmungen auf, die einem Spannungsabfall entsprechen.

Beruhigung von Körperempfindungen und Emotionen

Veränderungen auf körperlicher bzw. emotionaler Ebene im Zusammenhang mit dem Haareausreißen sind ebenfalls entscheidender Bestandteil der Störungsdefinition (vgl. Kapitel 1.3). Bei Betroffenen geht das Haareausreißen mit einer Abnahme von Anspannung bzw. Stress oder ganz allgemein einer wohltuenden Beruhigung intensiver Emotionen einher. Außerdem wird oft ein positiv erlebtes Nachlassen von Juckreiz oder Kribbelgefühlen berichtet. Bei vorherigem Gefühl der Leere oder Langeweile empfinden die Betroffenen das Haareausreißen als angenehme Stimulierung bzw. Aktivierung. Schmerz erleben eher wenige Betroffene während des Haareausreißens und wenn, dann wird er meist als wenig intensiv, angenehm oder willkommen beschrieben. Man könnte zusammenfassend festhalten, dass sich die Betroffenen durch das Haareausreißen einem inneren Gleichgewichtszustand annähern: Hyperarousal wird reduziert, Hypoarousal durch Stimulierung aufgewogen (Streben nach Homöostase).

1.1.3 Konsequenzen

Die Konsequenzen des Haareausreißens sind vielseitig, sowohl auf körperlicher als auch auf psychischer Ebene.

Merke:

Zu Beginn der Störung sind die negativen Folgen des Haareausreißens in der Regel eher oberflächlich bzw. unbedeutend und es überwiegen kurzfristig positive Konsequenzen. Mit zunehmender Dauer und Intensität der Störung wird signifikantes Leiden und Beeinträchtigung immer wahrscheinlicher, weil langfristig negative Konsequenzen stärker ins Gewicht fallen.

Annäherung an einen Gleichgewichtszustand

Kurzfristige Konsequenzen. Die kurzfristigen Konsequenzen des Haareausreißens sind vor allem positiv und liegen auf der körperlichen und emotionalen Ebene. Nach Beendigung einer Episode hat der unwiderstehliche Drang zum Haareausreißen soweit nachgelassen, dass er entweder nicht mehr wahrnehmbar oder aber so schwach ausgeprägt ist, dass er von den Betroffenen nicht mehr als handlungsbestimmend erlebt wird. Die während der Episode wahrgenommenen positiven Veränderungen auf emotionaler Ebene halten in der Regel noch eine gewisse Zeit an. Statt dem im Vorfeld festgestellten Zuviel oder Zuwenig an Emotionen bzw. Aktivierung wird jetzt eine größere Ausgeglichenheit empfunden. Allerdings stehen diese positiv erlebten Veränderungen nur kurzfristig im Vordergrund.

Als kurzfristige negative Konsequenz berichten viele Betroffene selbstabwertende Gedanken, wie z. B. „Wie verrückt muss man sein, dass man sich die eigenen Haare ausreißt!" oder „Jetzt habe ich mich schon wieder nicht unter Kontrolle gehabt!", die bald nach Abschluss der Episode einsetzen und in der Regel eine emotional-negative Nachschwankung bedingen. Dabei scheinen selbstbezogener Ärger, Wut, Enttäuschung und Traurigkeit im Vordergrund zu stehen.

Tabelle 4: Typische kurzfristige Konsequenzen des Haareausreißens

positiv	– Entspannung – Kick-Erleben – Nachlassen von Juckreiz
negativ	– Zeitaufwand – selbstabwertende Gedanken

Langfristige Konsequenzen. Die langfristigen Konsequenzen sind fast ausnahmslos negativ und können in körperliche und psycho-soziale Folgen unterteilt werden.

Haarverlust

Als körperliche Konsequenz steht der zunehmende Haarverlust im Vordergrund, der als ausgedünntes Haar, ausgelichtete Stelle(n) oder aber völlige Kahlheit sichtbar werden kann. Für Außenstehende kann dieser Haarverlust, in Abhängigkeit von der/den betroffenen Körperregion(en), mehr oder weniger offensichtlich sein, da z. B. Kopf und Augen exponierter sind als Rumpf oder Schambereich.

Merke:

Die meisten Betroffenen bemühen sich darum, den Haarverlust vor anderen zu verbergen.

Wenn das Haupthaar betroffen ist, werden Frisuren ausgewählt, die den Haarverlust verdecken, aber zumeist zeitaufwendig mit Haarspray und/

oder Spangen wind- und wetterfest gemacht werden müssen. Alternativ werden Perücken, Haarteile oder Kopfbedeckungen (Hüte, Baseballkappen, Tücher oder Bänder) zum Kaschieren verwendet. Manche dieser Kaschierungsmethoden können unangenehm und unbequem zu tragen sein. Vor allem Männer nutzen auch die Möglichkeit, die Hinweise auf eine Episode des Haareausreißens durch eine Rasur zu beseitigen. Wenn Augenbrauen oder Wimpern betroffen sind, werden oftmals entweder künstliche Haare angeklebt oder mit Kosmetikstiften aufgemalt bzw. als permanentes Make-up eintätowiert. Haarverlust an anderen Körperstellen (Rumpf, Extremitäten und Schambereich) ist v. a. im Winter durch die Wahl der Kleidung gut zu verdecken und wird häufig erst im intimen Kontakt oder bei bestimmten Freizeitaktivitäten (Schwimmen, Saunabesuch) offensichtlich.

Körperliche Schäden

Mit dem wiederkehrenden Haareausreißen können schwerwiegende körperliche Folgeschäden einhergehen. In den meisten Fällen sind bereits mittelfristig Rötungen, Entzündungen, Verschorfung und Narbenbildung in den betroffenen Hautregionen festzustellen. Bei längerfristigem Ausreißen der Haare droht eine Schädigung der Haarfollikel, die eine veränderte Struktur der nachwachsenden Haare (z. B. Kräuseln, Drahtigkeit oder Farbveränderung) bis hin zu einem nachhaltig verzögerten Wachstum der Haare bedeuten kann. Außerdem können durch den wiederkehrenden, gleichförmigen Bewegungsablauf beim Haareausreißen langfristig Nerven-, Muskel- und Gelenkschäden auftreten, z. B. das Karpaltunnelsyndrom, eine Schädigung der Handnerven infolge des repetitiven Greifens einzelner Haare und der gleichförmigen Ausreißbewegung (einem sog. „Tennisarm“ ähnlich). Durch wiederholtes Zerbeißen von Haaren oder durch das Ziehen der Haare durch Zahnzwischenräume können als mögliche Schäden im Dentalbereich die Erosion des Zahnschmelzes und Zahnfleischentzündungen auftreten. Bei Trichophagie (Essen der Haare) können sich außerdem die verschluckten Haare, da sie nicht verdaulich sind, im Magen-Darmtrakt zu einem Knäuel zusammenballen (Trichobezoar genannt), was Koliken,

Tabelle 5: Mögliche körperliche Folgeschäden einer Trichotillomanie

dermatologisch	– Entzündungen und Vernarbungen – nachhaltige Schädigung der Haarfollikel
orthopädisch	– Nerven-, Muskel- und Gelenkschäden
dental	– Erosion des Zahnschmelzes – Zahnfleischentzündungen
gastrointestinal	– Knäuelbildung aus Haaren (Trichobezoar) – Knäuelbildung aus Haaren und Speiseresten (Trichophytobezoar) – Koliken – Darmverschluss – Magendurchbruch

einen lebensbedrohlichen Darmverschluss oder eine Magen-Darm-Perforation (Durchbruch) zur Folge haben und chirurgische Maßnahmen erforderlich machen kann (Bouwer & Stein, 1998).

Zu bedenken ist über diese unmittelbaren körperlichen Folgeschäden hinaus, dass manche Betroffene aus Scham und Angst vor Entdeckung Arztbesuche vermeiden. Die Behandlung von Krankheiten, die unabhängig von der Trichotillomanie bestehen, wird dadurch verzögert oder unterbleibt ganz, was wiederum ernstzunehmende körperliche Konsequenzen haben kann.

Psychosoziale Konsequenzen

Psychosoziale Konsequenzen spielen langfristig die entscheidende Rolle für die Betroffenen, um eine Behandlung aufzusuchen, da diese signifikantes Leiden und Beeinträchtigungen in wichtigen Funktionsbereichen hervorrufen. Die Betroffenen leiden aufgrund des Haareausreißens meist unter starken Scham- und Schuldgefühlen bis hin zu Selbstablehnung und Selbsthass. Ihr schlechtes Selbstbild basiert zum einen auf der beeinträchtigten physischen Attraktivität in Folge des Haarverlusts. Zum anderen wirkt sich die wahrgenommene Unfähigkeit zur Kontrolle des – nach eigener Ansicht – „unsinnigen" oder „verrückten" Haareausreißens zusätzlich negativ auf ihr Selbstbild aus.

Soziale Kontakte können wegen des Haareausreißens bzw. seiner Konsequenzen eingeschränkt werden oder sich signifikant verschlechtern. Einerseits ziehen sich viele Betroffene aus Angst vor Entdeckung des Haarverlusts zurück und meiden enge oder intime Sozialkontakte. Andererseits wirken sich Vorbehalte, Unverständnis und Kritik anderer bzgl. des Haareausreißens negativ auf die sozialen Beziehungen aus.

Vermeidung und Beeinträchtigung

Darüber hinaus werden oftmals Freizeitaktivitäten eingeschränkt. Zum einen bleibt Betroffenen aufgrund des Haareausreißens und des Kaschierens des Haarverlusts z. T. deutlich weniger Zeit für solche Aktivitäten. Darüber hinaus werden häufig solche Aktivitäten gezielt vermieden, bei denen kahle Haarstellen zum Vorschein kommen könnten, wie z. B. öffentliche Veranstaltungen (v. a. in vorderen Reihen oder in einer hell erleuchteten Umgebung zu sitzen), Sport (u. a. sich in einer Sammelumkleidekabine umzuziehen oder Gruppenduschen zu benutzen). Auch Friseurbesuche werden oft vermieden, was insofern problematisch ist, da die „ausgefransten" Frisuren – neben den Einbußen in der Attraktivität – neue Trigger zum Haareausreißen darstellen können. Außerdem können Betroffene Freizeitaktivitäten auch deshalb vermeiden oder Hobbies einschränken, weil sie das Haareausreißen wahrscheinlicher machen (z. B. Fernsehen, Lesen oder Telefonieren). Vermeidungsverhalten und Beeinträchtigungen können sich auch auf den beruflichen Bereich auswirken (z. B. in Form von Konzentrationsschwierigkeiten, Verspätungen aufgrund des Haareausreißens bzw. Kaschierens, Angst vor Entdeckung am Arbeitsplatz, Selbstbild eines „schwachen Charakters" und damit auch fachlicher Unfähigkeit).

Die psychosozialen Konsequenzen können die Ausbildung einer zusätzlichen psychischen Störung, z. B. einer Depression oder sozialen Phobie, wahrscheinlicher machen (vgl. Kapitel 1.7).

Tabelle 6: Typische langfristige Konsequenzen des Haareausreißens

positiv	– evtl. soziale Aufmerksamkeit/Zuwendung (v. a. bei Kleinkindern)
negativ	– Haarverlust – körperliche Schäden – Scham/Schuldgefühle – sozialer Rückzug – soziale Zurückweisung/Konflikte – Vermeidung/Einschränkung von Freizeitaktivitäten – berufliche Beeinträchtigungen – Ausbildung komorbider Symptomatik

1.2 Bezeichnungen

Die Bezeichnung Trichotillomanie ist aus drei griechischen Wortbestandteilen zusammengesetzt: (1) „tricho“ steht für Haar, (2) „tillo“ für rupfen und (3) „mania“ für leidenschaftliche Liebhaberei bzw. Trieb oder Sucht.

Merke:

Der Fachbegriff beschreibt in seiner wörtlichen Bedeutung das zentrale Merkmal der Störung: Die Betroffenen erleben einen subjektiv unwiderstehlichen Drang zum Ausreißen von Haaren.

Ein bedeutsamer Teil der Betroffenen erfüllt nicht die strengen Diagnosekriterien für Trichotillomanie gemäß der Internationalen Klassifikation psychischer Störungen (ICD-10, Dilling & Freyberger, 2006; vgl. Kapitel 1.3), obwohl sie klinisch bedeutsames Haareausreißen zeigen und keine der differenzialdiagnostischen Überlegungen zutreffen. Diese Betroffenen sind nicht in der Lage, den bei Impulskontrollstörungen definierten Spannungsbogen zu berichten. In solchen Fällen wird oftmals von „Pathologischem Haareausreißen“ gesprochen, welches nicht weniger behandlungsbedürftig und -würdig erscheint als die Volldiagnose.

Synonyme

Alternativ wird auch der Begriff „Zwanghaftes Haareausreißen“ verwendet, der allerdings den Eindruck erweckt, es handle sich beim Haareausreißen um das Symptom oder die Variante einer Zwangsstörung. Viele

Unterschiede zwischen Trichotillomanie und Zwangsstörungen sprechen gegen eine solche Auffassung. Auch die Bezeichnung „Chronisches Haareausreißen“ ist in der Literatur zu finden. Dieser Begriff umfasst alle Varianten repetitiven Haareausreißens, unabhängig davon ob es als eigenständiges Störungsbild auftritt oder das Symptom einer anderen psychischen Störung darstellt (vgl. Kapitel 1.6).

Oberbegriffe

Trichotillomanie wird in der Fachliteratur außerdem des öfteren den Oberbegriffen „Körperfokussierte repetitive Verhaltensweisen“ (engl.: body-focused repetitive behaviors; Keuthen, Bohne, Himle & Woods, 2005) und „Übermäßiges/Pathologisches Körperpflegeverhalten (engl.: excessive/pathological grooming behaviors; Lenane, Swedo, Rapoport, Leonard, Sceery. & Guroff, 1992) sowie ab und zu dem Sammelbegriff „Selbstschädigende Verhaltensweisen“ zugeordnet (Favazza, 1998). Trichotillomanie fällt dann in eine Gruppe mit anderen „nervösen“ Verhaltensweisen, u. a. mit Nägelkauen (Onychophagie) und Dermatotillomanie (auch acné excoriée de jeunes filles genannt; engl.: skin picking), bei denen die Betroffenen den Drang verspüren, an ihren Nägeln zu kauen bzw. an ihrer Haut zu kratzen, reiben oder scheuern.

Abgrenzungen

Trichophagie (Verschlucken der Haare) und Trichoteiromanie (Abbrechen der Haare durch Scheuern, Reiben oder Kratzen; Reich & Trüeb, 2003) können mit Trichotillomanie einhergehen, sind aber nicht als Synonyme zu verstehen. Trichotemnomanie (vorsätzliches Abschneiden der Haare zur Vortäuschung einer Erkrankung; Reich & Trüeb, 2003) ist ebenfalls nicht als Synonym aufzufassen, sondern stellt eine Differenzialdiagnose zur Trichotillomanie dar (vgl. Kapitel 1.6).

1.3 Definition

In den aktuell gültigen Klassifikationssystemen ist Trichotillomanie den Impulskontrollstörungen zugeordnet. Die Diagnosekriterien der ICD-10 sind im folgenden Kasten zitiert.

Trichotillomanie-Diagnosekriterien nach ICD-10 (F63.3)

A. Sichtbarer Haarverlust aufgrund der anhaltenden und wiederholten Unfähigkeit, Impulsen des Haareausreißens zu widerstehen.
B. Die Betroffenen beschreiben einen intensiven Drang, die Haare auszureißen mit einer zunehmenden Spannung vorher und einem Gefühl von Erleichterung nachher.
C. Fehlen einer vorbestehenden Hautentzündung; nicht im Zusammenhang mit einem Wahn oder mit Halluzinationen.

Als Ausschluss wird in den ICD-10-Leitlinien (Dilling, Mambour & Schmidt, 1993) explizit die Diagnose „Stereotype Bewegungsstörung mit Haarezupfen (F98.4)“ genannt (vgl. Kapitel 1.6).

Haarverlust muss nicht offensichtlich sein

Es ist darauf hinzuweisen, dass „sichtbarer Haarverlust“ nicht unbedingt bedeutet, dass der Haarverlust für jeden offensichtlich ist, da die Betroffenen in der Regel kreative Mittel und Wege finden, den Haarverlust zu kaschieren. „Sichtbar“ bedeutet vielmehr, dass bei genauer Betrachtung ein Haarverlust eindeutig diagnostizierbar ist. Zu Kriterium A wird im Taschenführer zur ICD-10 (Dilling & Freyberger, 2006) im Begleittext außerdem auf den „immer wieder misslungene[n] Versuch, sich gegen Impulse zum Ausreißen der Haare zu wehren“ hingewiesen. Hier wird der Charakter einer Impulskontrollstörung in ihrem wörtlichen Sinne betont: Den Betroffenen gelingt es aufgrund der Impulsstärke nicht, das Problemverhalten konsequent zu unterlassen.

Umstrittene Spannungskriterien

Bemerkenswert ist außerdem, dass das Kriterium B im Taschenführer zur ICD-10 im Begleittext weicher formuliert ist, nämlich: „das Ausreißen der Haare ist *häufig* zuvor mit dem Gefühl wachsender Spannung verbunden und einem anschließenden Gefühl von Erleichterung und Befriedigung“ [kursive Hervorhebung durch die Autorin]. Das Spannungskriterium der Trichotillomanie ist in die Diskussion geraten, da es von vielen Fachleuten als zu streng erachtet wird. Es beinhaltet den für Impulskontrollstörungen charakteristischen Spannungsbogen, mit (1) einer Spannungszunahme vor Ausübung des Problemverhaltens bzw. beim Versuch zu widerstehen und (2) einer Spannungsreduktion während bzw. nach Ausübung des Problemverhaltens.

Merke:

Ein bedeutsamer Prozentsatz von Betroffenen scheint den für Impulskontrollstörungen typischen Spannungsbogen gar nicht oder nur unvollständig zu erleben.

Diagnostische und therapeutische Problematik

Dieser Spannungsbogen wird von geschätzten 15 bis 20 % der Betroffenen mit klinisch bedeutsamem Haareausreißen nicht berichtet (Christenson, Mackenzie et al., 1991; Schlosser, Black, Blum & Goldstein, 1994). Manche von ihnen erleben keine Spannungszunahme vorher, andere beschreiben keine Erleichterung nachher. Einzelne Betroffenen können weder eine vorausgehende Spannungszunahme noch eine anschließende Spannungsreduktion berichten. Diese Befunde könnten eine Heterogenität im Störungsbild der Trichotillomanie widerspiegeln oder aber in einer ungenügenden Introspektionsfähigkeit von Betroffenen begründet sein. Eine zuverlässige, differenzierte Spannungs- und/oder Emotionserkennung kann ohne vorheriges Aufmerksamkeitstraining (vgl. Kapitel 4.1.2) bei den

Betroffenen nicht ohne Weiteres vorausgesetzt werden (dies gilt insbesondere bei Personen mit automatisiertem Haareausreißen sowie Kindern und Jugendlichen).

Sollte Kriterium B tatsächlich einen zu engen Rahmen stecken, so erhöht sich damit das Risiko falsch-negativer Diagnosen, d. h. Betroffene ohne Spannungsbogen werden nicht diagnostiziert und von einer Behandlung ausgeschlossen, obwohl sie signifikantes Haareausreißen mit bedeutsamem Leiden oder Beeinträchtigung aufweisen und behandlungsbedürftig sind. Deshalb fordern Fachleute, Spannungskriterien bei einer zukünftigen Überarbeitung der Klassifikationssysteme aus der Trichotillomanie-Diagnose herauszunehmen oder zumindest die Formulierung abzuschwächen (z. B. Keuthen, O'Sullivan & Jefferys, 1998). Allerdings könnte damit auch die Zuordnung der Trichotillomanie zu den Impulskontrollstörungen in Frage gestellt werden.

Anmerkung:

Der Einfachheit halber wird die Bezeichnung „Trichotillomanie" in diesem Buch liberal verwendet. Das heißt der Begriff soll hier auch Betroffene einschließen, die keinen Spannungsbogen (Kriterium B der ICD-10) berichten, jedoch alle anderen Diagnosekriterien uneingeschränkt erfüllen.

Leiden und Beeinträchtigung

In den Kriterien des Diagnostischen und Statistischen Manuals psychischer Störungen (DSM-IV – Textrevision; Saß, Wittchen, Zaudig & Houben, 2003, S. 741) ist darüber hinaus signifikantes Leiden oder Beeinträchtigung aufgrund des Haareausreißens gefordert. Dieser Unterschied zwischen ICD-10 und DSM-IV (der auch bei anderen Diagnosen zu finden ist) gewinnt bei Trichotillomanie im klinischen Kontext eine besondere Bedeutung. In Anbetracht des zentralen Merkmals der Störung „unwiderstehlicher Drang zum Haareausreißen" erscheint bedeutsames Leiden oder Beeinträchtigung in wichtigen Lebensbereichen für eine ausreichende Therapiemotivation erforderlich. Andernfalls ist die notwendige konsequente Bearbeitung des Problemverhaltens von Seiten der Betroffenen kaum gewährleistet. Insbesondere bei Kindern und Jugendlichen mit Trichotillomanie kommt es des Öfteren vor, dass der subjektive Leidensdruck gering ist, auch wenn die Eltern deutlich leiden und Beeinträchtigungen ihres Kindes aufgrund des Haareausreißens sehen bzw. befürchten (vgl. Kapitel 4.2.1).

Gemäß DSM-IV ist darüber hinaus jegliche Verursachung des Haareausreißens durch eine andere psychische Störung oder eine körperliche Erkrankung auszuschließen, während die ICD-10 lediglich drei konkrete Ausschlussbedingungen für Trichotillomanie zwingend vorschreibt (vorbestehende Hautentzündung, Zusammenhang mit einem Wahn oder Halluzinationen und – im Begleittext – stereotype Bewegungsstörung mit Haarezupfen). Die Feststellung anderer zugrunde liegender psychischer Störungen oder körperlicher Erkrankungen (auch derjenigen, die in der ICD-10 nicht ausdrücklich genannt werden) ist für die Auswahl angemessener Interventionen zur Behandlung des Haareausreißens von entscheidender Bedeutung. Behandlungen mit empirisch nachgewiesener Wirksamkeit beinhalten völlig unterschiedliche Therapiebausteine und -methoden je nachdem, ob das Haareausreißen im Rahmen einer Trichotillomanie oder als Symptom einer anderen psychischen Störung (z. B. körperdysmorphe Störung) oder körperlichen Erkrankung auftritt.

Ausschluss jeglicher Primärerkrankung

Merke:

Entsprechend der Diagnosekriterien des DSM-IV sollten für eine sinnvolle Trichotillomanie-Therapie Leidensdruck oder signifikante Beeinträchtigung aufgrund des Haareausreißens gegeben sein und jegliche (psychische oder körperliche) Primärerkrankung, auf die das Haareausreißen zurückgeht bzw. durch die das Haareausreißen besser erklärbar wäre, ausgeschlossen werden.

1.4 Epidemiologische Daten

Die Häufigkeit, mit der Trichotillomanie in der Allgemeinbevölkerung auftritt, ist nach wie vor nicht genügend bekannt. Lange Zeit galt Trichotillomanie als eine seltene Störung, da sie in der klinischen Praxis kaum diagnostiziert wurde. Während der letzten beiden Jahrzehnte haben sich jedoch Hinweise gemehrt, dass es sich dabei um eine Unterschätzung der Prävalenz handelt. Verzerrungen in Patientenstichproben sind insofern plausibel, da Betroffene aufgrund von Scham vermeiden können, sich einem Arzt oder Psychologen anzuvertrauen. Zudem wird bis heute in kaum einem diagnostischen Gespräch gezielt nachgefragt, ob der Betroffene unter einem Drang zum Haareausreißen leidet. Gängige strukturierte diagnostische Interviews enthalten kein entsprechendes Modul. So bleibt die Trichotillomanie oftmals unerkannt – häufig auch dann, wenn sie komorbid besteht und andere Störungen mit ihren Symptomen eher ins Auge fallen. Die zunehmende Aufklärung über Trichotillomanie in den Medien, aber auch in der medizinisch-psychologischen Ausbildung können dazu beitragen, die Dunkelziffer zu senken.

Unterschätzung der Häufigkeit

Neuere Schätzungen auf der Basis von Untersuchungen mit nicht repräsentativen Stichproben (größtenteils US-amerikanische Studierende) schwan-

Etwa jede 50. bis 100. Person erkrankt im Verlauf des Lebens

ken zwischen 0,5 und 2,5 % Lebenszeitprävalenz für Trichotillomanie (Überblick in Christenson & Mansueto, 1999). Übertragen auf Deutschland wären damit mindestens eine halbe Million Bundesbürger zu einem Zeitpunkt in ihrem Leben betroffen. Die starken Schwankungen in den Prävalenzzahlen lassen sich durch unterschiedliche Definitionskriterien sowie Unterschiede in den zugrunde liegenden Stichproben und eingesetzten Erhebungsinstrumenten erklären. Höhere Prävalenzzahlen finden sich in Untersuchungen, in denen das Erleben eines Spannungsbogens nicht als notwendiges Trichotillomanie-Kriterium definiert wurde (vgl. Kapitel 1.3).

Merke:

Im Erwachsenenalter scheinen deutlich mehr Frauen als Männer von Trichotillomanie betroffen zu sein.

Frauen häufiger betroffen

In erwachsenen Patientenstichproben zeigen sich Geschlechterverhältnisse von 3:1 bis 9:1 Frauen zu Männern (Überblick in Christenson & Mansueto, 1999; sowie die neuere Studie von du Toit et al., 2001). Eine Unterschätzung des Männeranteils ist hier denkbar, da Männer bessere Möglichkeiten als Frauen besitzen, einen Haarverlust zu kaschieren (Rasur oder Erklärung durch männliche Glatzenbildung), womit ein wichtiges Behandlungsmotiv (Leidensdruck/Beeinträchtigung) weg- oder geringer ausfallen kann. Allerdings sind weibliche Betroffene auch in nichtklinischen Studierendenstichproben deutlich überrepräsentiert. Warum mehr Frauen betroffen sein könnten als Männer ist unklar. In kindlichen Stichproben ist ein ausgeglicheneres Geschlechterverhältnis (7:3 bis 1:1 Mädchen zu Jungen) gefunden worden (Reeve, 1999). Allerdings gibt es zu dieser Altersgruppe insgesamt noch sehr wenige Studien, so dass die vorhandenen Informationen zu Trichotillomanie bei Kindern lediglich eine sehr grobe Schätzung darstellen. Die wesentlichen epidemiologischen Schätzwerte sind in Tabelle 7 im Überblick dargestellt.

Tabelle 7: Schätzungen zur Prävalenz und Geschlechterverteilung

Geschätzte Lebenszeitprävalenz	Gesamt	0,5 bis 2,5 %
	Frauen	3,4 %
	Männer	1,5 %
Schätzungen der Geschlechterverteilung	Erwachsene/Jugendliche	9:1 bis 3:1 (Frauen : Männer)
	Kinder	7:3 bis 1:1 (Mädchen : Jungen)

1.5 Verlauf und Prognose

Trichotillomanie kann in jedem Alter beginnen. Es existieren Fallberichte mit einem Beginn bereits innerhalb des ersten Lebensjahres ebenso wie Berichte eines erstmaligen Auftretens im Rentenalter (Überblick in Christenson & Mansueto, 1999 sowie Reeve, 1999). Typischerweise tritt die Störung jedoch erstmals um das 11. Lebensjahr (±2 Jahre) auf. Ein zweiter Erkrankungsgipfel ist im Kindesalter festgestellt worden, ungefähr zwischen dem 5. und 8. Lebensjahr. Verlauf und Prognose scheinen bei Betroffenen mit sehr frühem Beginn (Kleinkindalter) anders zu sein als bei Betroffenen mit späterem Beginn. Vorläufige Untersuchungsergebnisse geben Hinweise darauf, dass bei Trichotillomanie mit Beginn im frühen Kindesalter (in der englischsprachigen Fachliteratur häufig als „baby trich" bezeichnet) höhere Spontanremissionsraten bei relativ kurzer Erkrankungsdauer vorliegen. Diese Hinweise müssen allerdings noch als absolut vorläufig gelten, da noch zu wenige Studien zu Trichotillomanie speziell bei Kindern durchgeführt wurden.

Häufiger Beginn in der Pubertät

In der Vergangenheit haben Scham aber auch Unwissenheit auf Seiten von Betroffenen und Behandlern dazu geführt, dass in der Regel viele Jahre, z. T. Jahrzehnte vergehen, bis eine professionelle Behandlung der Trichotillomanie erfolgte. Betroffene befinden sich häufig bereits im frühen bis mittleren Erwachsenenalter, wenn sie eine Behandlung aufsuchen, was angesichts des typischen Alters beim ersten Auftreten der Störung eine Erkrankungsdauer von 10 bis 20 Jahren bedeutet. Ein Großteil der Betroffenen kann dann bereits von zahlreichen misslungenen Eigenversuchen berichten, mit dem Haareausreißen aufzuhören.

Lange Erkrankungsdauer

> **Merke:**
>
> Unbehandelt ist bei Trichotillomanie mit Beginn in der Jugend ein chronischer Verlauf zu erwarten, mit Phasen stärkerer und schwächerer Ausprägung des Haareausreißens, evtl. auch mit einzelnen Phasen vollständiger Abstinenz.

Wie bereits erwähnt zeigen sich Schwankungen im Ausprägungsgrad der Trichotillomanie in vielen Fällen in zeitlicher Koinzidenz zum subjektiven und objektiven Stresslevel der jeweiligen Lebenssituation: Vollständige Abstinenz ist wahrscheinlicher während Phasen psychischer Ausgeglichenheit, eine erhöhte Rückfallgefahr und stärkerer Haarverlust hingegen in Zeiten von Stress und emotionaler Belastung. Bei länger andauernder Symptomatik sind zunehmend ernste psychische und körperliche Konsequenzen des Haareausreißens zu erwarten, die eine Behandlung zusätzlich verkomplizieren können. Erschwerend hinzukommen können bei längerfristig unbehandelter Trichotillomanie außerdem sekundäre Folgeerkran-

Fluktuationen im Schweregrad

kungen (z. B. Depressionen oder soziale Angst) oder eine Aggravation körperlicher Erkrankungen, wenn Betroffene aus Angst vor Entdeckung und Scham eine notwendige medizinische Diagnostik und Behandlung hinauszögern bzw. vermeiden.

Frühzeitige Behandlungen aussichtsreicher

Vermutlich auch aufgrund der besseren Aufklärung in den Medien und in der fachlichen Ausbildung über Trichotillomanie scheint das Durchschnittsalter derjenigen, die professionelle Hilfe erhalten, seit einigen Jahren zu sinken. Damit hat die Störung zu Behandlungsbeginn wahrscheinlich weniger lange bestanden, was sich positiv auf den Behandlungserfolg auswirken dürfte. Vorläufige Studienergebnisse sprechen für eine verkürzte Behandlungsdauer und größere Erfolgsquoten bei einem Behandlungsbeginn innerhalb der ersten sechs Monate der Störung (Chang, Lee, Chiang & Lü, 1991). Solche Unterschiede im Behandlungsverlauf können auch durch das mit der Störungsdauer wachsende Risiko einer Automatisierung des Haareausreißens und Generalisierung der Auslösebedingungen erklärt werden. Beides macht eine Behandlung zeitaufwendiger und schwieriger, da bei einer Automatisierung des Haareausreißens zusätzliche Zeit und Anstrengung aufgewendet werden muss, um das Verhalten der bewussten Aufmerksamkeit zugänglich zu machen. Eine große Bandbreite an Auslösebedingungen bedeutet mehr Aufwand bei der notwendigen Generalisierung der Interventionen auf alle Trigger, um eine vollständige Abstinenz zu erreichen und damit das Rückfallrisiko erheblich zu reduzieren (vgl. Kapitel 4.3).

1.6 Differenzialdiagnose

Zentrales Merkmal von Impulskontrollstörungen

Allgemein kann bei Trichotillomanie, wie auch bei anderen Impulskontrollstörungen, der folgende Grundsatz gelten: Das Problemverhalten erfolgt um seiner selbst Willen – der Akt, per se, wird lustvoll, anregend oder entspannend erlebt. Die Konsequenzen des Verhaltens werden negativ bewertet. Dieser Grundsatz lässt sich am Beispiel der Kleptomanie veranschaulichen. Die Betroffenen stehlen nicht, weil sie bestimmte Waren besitzen möchten, sondern weil der Akt des Stehlens als angenehm erlebt wird. Anschließend werden die gestohlenen Dinge in der Regel gar nicht in Gebrauch genommen, sondern ungenutzt aufbewahrt, weggeworfen oder verschenkt (Sauke, 2004).

Merke:

Der Akt des Haareausreißens wird bei Trichotillomanie primär als angenehm erlebt.

Haareausreißen im Rahmen anderer psychischer Störungen ist im Kontrast dazu häufig eher notwendiges Übel bzw. dient als Mittel zum Zweck. Es wird ausgeübt, um in seiner Konsequenz einen sekundären Gewinn zu erzielen. Das Haareausreißen selbst wird dabei nicht als angenehm erlebt. Auf konkrete Differenzial- bzw. Ausschlussdiagnosen wird im Folgenden genauer eingegangen (für einen Überblick vgl. Tab. 8).

Tabelle 8: Differenzialdiagnostik Trichotillomanie

Differenzial-diagnose	Überlappende Merkmale	Abweichende Merkmale
Vorübergehende Phase innerhalb des Normalbereichs	Haareausreißen	vorübergehendes/niedrig frequentes Auftreten; kein signifikanter Haarverlust
Körperliche Erkrankung	Haarverlust	Haarverlust nicht selbst-induziert/ Haareausreißen als Reaktion auf einen krankheitsbedingten Juckreiz
Stereotype Bewegungsstörung	Haareausreißen; unter emotionaler Erregung stärker ausgeprägt; Haareausreißen wird lustvoll/beruhigend erlebt	rhythmische Bewegung; häufig zusätzlich weitere Bewegungsstereotypien; häufig einhergehend mit Intelligenzminderung
Ticstörung	Haareausreißen; unter emotionaler Erregung stärker ausgeprägt; spannungsreduzierende Wirkung	unwillkürlich, abrupt einsetzende/ plötzlich einschießende Bewegungsfolge; i. d. R. weitere Tics
Zwangsstörung	Haareausreißen; spannungsreduzierende Wirkung	Reaktion auf eine Zwangsvorstellung; evtl. rigide Rituale; Haareausreißen per se ist unangenehm; Motiv: Neutralisierung/Kontrolle negativer Ereignisse
Körperdysmorphe Störung	Haareausreißen; spannungsreduzierende Wirkung	Haareausreißen per se ist unangenehm; Motiv: störenden Makel beheben
Psychotische Störung	Haareausreißen; kann spannungsreduzierend wirken	Reaktion auf Halluzinationen/ Wahnideen, Haareausreißen per se ist unangenehm
Vorgetäuschte Störungen und Simulation	Haarverlust	Haareausreißen vorgetäuscht; Motiv: Einnahme der Krankenrolle, soziale und/oder rechtliche Vorteile; kein Bemühen um Verheimlichung des Haarverlusts

Vorübergehende Phasen innerhalb des Normalbereichs

Merke:

Bei Kindern liegen zeitlich begrenzte Phasen des Haareausreißens als eine vorübergehende Verhaltensweise im Bereich der Normalentwicklung.

Bei Kindern ist Diagnose erst nach Monaten zu stellen

In jungem Alter sollte entsprechend DSM-IV die Diagnose Trichotillomanie erst nach mehreren Monaten gestellt werden. Ebenso können bei Erwachsenen vorübergehend (z. B. in Zeiten erhöhter Ängstlichkeit) Episoden des Haareausreißens auftreten, die mit einem geringen Haarverlust und ohne deutliches Leiden einhergehen. Dies sollte ebenfalls entsprechend DSM-IV nicht als Trichotillomanie diagnostiziert werden. Allerdings besteht die Gefahr, dass sich das Haareausreißen im Verhaltensrepertoire der Betroffenen etabliert, da seine potenziell stressreduzierende Wirkung negativ verstärkenden Charakter besitzt. Der Übergang in eine Trichotillomanie kann dadurch fließend sein.

Körperliche Primärerkrankung

Juckreiz

Nach ICD-10 muss eine vorbestehende Hautentzündung (z. B. Neurodermitis) ausgeschlossen werden, deren Juckreiz das Haareausreißen motiviert. Über Hauterkrankungen hinaus kann Juckreiz auch durch andere körperliche Erkrankungen (z. B. Diabetes mellitus) bedingt sein. Zur Differenzialdiagnose ist es hier sinnvoll einen Internisten bzw. Dermatologen heranzuziehen.

Merke:

Im Fall eines medizinisch bedingten Juckreizes sollte zunächst die körperliche Grunderkrankung behandelt werden. Erst bei einem Fortbestehen des Haareausreißens trotz behandelten Juckreizes ist die Diagnose einer Trichotillomanie zu stellen und eine entsprechende Behandlung indiziert.

Haarausfall

Im Falle einer unklaren Selbstverursachung, d. h. falls die Betroffenen nicht angeben, die Haare selbst auszureißen (bei Kindern und Jugendlichen häufiger), müssen zunächst körperliche Ursachen für den Haarverlust ausgeschlossen werden. Im DSM-IV werden konkrete Beispiele für Haarausfall-Erkrankungen genannt: u. a. Alopezia areata (plötzlich einsetzender, kreisrunder bis ovaler Ausfall der Kopfhaare), natürliche männliche Glatzenbildung, eine Haarfollikelentzündung sowie verschiedene Haut- und Autoimmunerkrankungen.

Stereotype Bewegungsstörung

Gemäß der ICD-10 ist ebenfalls die Diagnose „Stereotype Bewegungsstörung mit Haarezupfen (F98.4)" auszuschließen. Als Unterscheidungskriterium kann herangezogen werden, dass das Haareausreißen bei der stereotypen Bewegungsstörung – im Gegensatz zur Trichotillomanie – oft als rhythmische Bewegung auftritt und i. d. R. mehrere Bewegungsstereotypien mit oder ohne selbstverletzendem Charakter (wie z. B. Körperschaukeln oder Kopfanschlagen) gleichzeitig bestehen (Deutsche Gesellschaft für Kinder- und Jugendpsychiatrie und Psychotherapie, 2003; Stein, Niehaus, Seedat & Emsley, 1998). Als weiterer differenzialdiagnostischer Hinweis kann das Vorliegen einer Intelligenzminderung herangezogen werden, die oftmals in Verbindung mit einer stereotypen Bewegungsstörung mit selbstschädigendem Charakter auftritt.

Rhythmische Bewegung

Merke:

Bei normal intelligenten Kindern sind stereotype Bewegungsstörungen (v. a. solche mit selbstschädigendem Verhaltensweisen) nach dem 3. Lebensjahr relativ selten.

Da sowohl bei einer stereotypen Bewegungsstörung als auch bei Trichotillomanie (a) das Haareausreißen als lustvoll bzw. beruhigend erlebt wird, (b) das Haareausreißen typischerweise vor dem Einschlafen oder bei Alleinsein auftritt und (c) Symptomatik und Schweregrad oftmals einen fluktuierenden Verlauf nehmen, kann die Differenzialdiagnose bei jungen Kindern ohne Intelligenzminderung schwerfallen. Hier sollten die Kriterien „Rhythmik" und „Vorliegen weiterer Bewegungsstereotypien" bei der differenzialdiagnostischen Entscheidung im Vordergrund stehen.

Ticstörung

Aufgrund starker Überlappungen kann die Abgrenzung der Trichotillomanie zur Ticstörung ebenfalls schwerfallen. In beiden Fällen wird ein innerer Drang als Auslöser beschrieben. Außerdem ist beiden Störungen gemeinsam, dass das Haareausreißen unter emotionaler Erregung (sowohl mit positiver als auch negativer Valenz) verstärkt auftreten kann und oftmals mit einer wahrgenommenen muskulären Anspannung einhergeht. Sowohl bei einer Ticstörung als auch bei Trichotillomanie ist eine Spannungsreduktion nach dem Haareausreißen zu erwarten.

Im Gegensatz zur Trichotillomanie ist die Reißbewegung im Fall einer Ticstörung allerdings unwillkürlich, setzt abrupt ein bzw. erscheint als plötzlich einschießende Bewegungsfolge. Das heißt im Fall einer Ticstörung ist

Unwillkürliche Bewegungsfolge

die Reißbewegung, wenn sie einmal initiiert wurde, willentlich kaum zu unterbrechen (Deutsche Gesellschaft für Kinder- und Jugendpsychiatrie und Psychotherapie, 2003).

Merke:

Bei Trichotillomanie kann die Reißbewegung jederzeit willkürlich unterbrochen werden.

Tritt Haareausreißen im Rahmen einer Ticstörung auf, so sind wahrscheinlich bereits in der Vorgeschichte einfache und/oder komplexe motorische Tics aufgetreten oder treten gemeinsam auf. An dieser Stelle ist auch darauf hinzuweisen, dass Trichotillomanie und Ticstörung komorbid bestehen können (siehe Kapitel 1.7).

Zwangsstörung

Haareausreißen kann in seltenen Fällen eine Zwangshandlung darstellen. Viel häufiger allerdings wird Trichotillomanie fälschlicherweise als zwanghaft bezeichnet. Deshalb sollen an dieser Stelle wesentliche Unterschiede herausgestellt werden, die das Haareausreißen bei Trichotillomanie von einer Zwangshandlung unterscheiden.

Merke:

Wichtigstes Unterscheidungskriterium ist, dass das Haareausreißen im Rahmen einer Zwangsstörung nicht als primär angenehm erlebt wird.

Inhaltlich assoziierte Zwangsgedanken

Im Fall einer Zwangsstörung sollte außerdem ein vorausgehender, inhaltlich assoziierter Zwangsgedanke identifizierbar sein. Beispielsweise ist in der Literatur ein Zwangspatient beschrieben worden, der sich wiederholt Haare ausriss, um damit zu überprüfen wie fest seine Haare (noch) verwurzelt sind. Seine Zwangsvorstellungen kreisten um einen drohenden Haarausfall (Penzel, 2003, S. 28). Für die Diagnose einer Trichotillomanie ist dementsprechend festzustellen, dass das Haareausreißen keine Neutralisierung einer Zwangsvorstellung darstellt.

Im Vergleich zu einer Zwangsstörung spielen bei Trichotillomanie Gedanken als konkrete Auslöser des Haareausreißens eine untergeordnete Rolle und haben inhaltlich einen eher allgemeinen, wenig differenzierten Charakter, wie z. B. „Ich brauche das Haareausreißen jetzt“ oder „Wenn ich jetzt nicht reiße, platze ich.“ Allerdings sind auch Gedanken wie „Die krausen Haare müssen raus“ oder „Ich muss hier noch Haare ausreißen, damit die Haarlinie symmetrisch wird“ bei Trichotillomanie beschrieben worden (Mansueto, Goldfinger Golomb, McCombs Thomas & Townsley Stemberger, 1999). In diesen Fällen ist eine Abgrenzung zur Zwangsstörung mit einem Fokus auf Symmetrie, Ordnung und Perfektion erschwert. Hilfreich ist hier wiederum die genaue Exploration, ob das Haareausreißen primär angenehm erlebt wird (Trichotillomanie) oder ob es ausgeführt wird, um damit bestimmte, befürchtete Konsequenzen zu verhindern (Zwangsstörung) bzw. welches der beiden Motive im Vordergrund steht.

Weitere augenscheinliche Gemeinsamkeiten zwischen Trichotillomanie und einer Zwangsstörung können die Abgrenzung erschweren. In beiden Fällen, sowohl bei Trichotillomanie als auch bei einer Zwangsstörung, ist nach dem Haareausreißen eine Spannungsreduktion zu erwarten. Allerdings sollte diese bei einer Zwangsstörung auf den störungsspezifischen Angst- bzw. Unruhezustand beschränkt sein.

Zwanghafte Rituale

Haareausreißen bei Trichotillomanie kann die Form eines Rituals annehmen, hier bleiben die Betroffenen in der Ausführung aber flexibler als bei einer vorliegenden Zwangsstörung. Das heißt, bei Trichotillomanie kann es durchaus zu einer typischen Abfolge des Haareausreißens kommen, was einem Zwangsritual gleichen kann (z. B. „Ich reiße immer fünf Haare gleichzeitig aus" oder „Das Haar beiße ich nach dem Ausreißen immer in der Mitte durch"). Wenn dieses Ritual jedoch durch äußere Umstände unterbrochen wird oder anders ablaufen muss als beabsichtigt (z. B. weil man durch eine andere Person gestört wird), so ist im Fall einer Trichotillomanie eine Wiederholung des Rituals nach dem exakt festgelegten Verlauf subjektiv nicht notwendig – der Drang zum Haareausreißen bleibt allerdings hoch. Verhindern äußere Umstände die Ausübung des Rituals, so ist bei einer Zwangsstörung Angst oder Unruhe (bis hin zu Panik) als emotionale Reaktion zu erwarten, bei Trichotillomanie hingegen Frustration.

In den Fällen von Trichotillomanie, bei denen das Haareausreißen automatisiert erscheint, können ebenfalls typische Abläufe zu beobachten sein, die dann von den Betroffenen kaum bewusst wahrgenommen werden (z. T. wird ein Trance-ähnlicher Zustand beschrieben). Der Unterschied zur Zwangsstörung ist hier, dass die Betroffenen dem Ritual keine besondere Aufmerksamkeit schenken und es ihnen nicht wichtig erscheint, sich auf den exakten Ablauf zu konzentrieren.

Merke:

Bei der Abgrenzung ist auch hilfreich, dass das Haareausreißen im Rahmen einer Zwangsstörung wahrscheinlich nicht die einzige Zwangshandlung darstellt, die zur Neutralisierung einer Zwangsvorstellung eingesetzt wird.

Zwangsstörungen und Trichotillomanie können auch komorbid, unabhängig voneinander bestehen (vgl. Kapitel 1.7).

Körperdysmophe Störung

Die Körperdysmorphe Störung beinhaltet die übertriebene Wahrnehmung und/oder dysfunktionale Bewertung eines (nicht vorhandenen oder leichten) körperlichen Makels, was zu signifikantem Leiden oder Beeinträchtigung führt. Ähnlich einer Zwangsstörung werden bei diesem Störungsbild repetitive Handlungen durchgeführt, um eine Beseitigung bzw. Reduzierung des eingebildeten oder überbewerteten Makels zu erreichen bzw. um diesen zu kaschieren. In vielen Fällen gehören dazu kosmetische Maßnahmen, wie auch das Ausreißen von Haaren, die als störend oder hässlich erlebt werden (z. B. Damenbart oder kräftige Augenbrauen; Phillips, 1996, S. 98). Können solche kompensatorischen Handlungen nicht ausgeführt werden, kommt es zu einem deutlichen Anstieg von Unruhe und Besorgnis, die mit Ausführung der kompensatorischen Handlung(en) wieder deutlich nachlassen. Dieser Emotionsverlauf ähnelt dem Spannungsbogen bei Trichotillomanie.

Haareausreißen, um das Aussehen zu verbessern

Im Fall einer Körperdysmorphen Störung erfolgt das Haareausreißen jedoch nicht um seiner selbst willen, sondern um damit eine erwünschte Konsequenz zu erzielen (Steigerung der wahrgenommenen physischen Attraktivität). Im Gegensatz zur Trichotillomanie wird das Haareausreißen hier also nicht als primär angenehm erlebt, sondern gerade seine Konsequenz, der gezielte Haarverlust, ist erwünscht. Das Haareausreißen ist damit im Rahmen einer Körperdysmorphen Störung Mittel zum Zweck.

Trichotillomanie und Körperdysmorphe Störung können auch komorbid bestehen (Soriano, O'Sullivan, Baer, Phillips, McNally & Jenike, 1996). Dabei kann die Trichotillomanie der Körperdysmorphen Störung vorausgegangen sein (der entstandene Haarverlust wird überbewertet und zum symptomatischen Mittelpunkt einer Körperdysmorphen Störung) oder umgekehrt (das zunächst kompensatorische Haareausreißen im Rahmen einer Körperdysmorphen Störung verselbstständigt sich und wird zum eigenständigen Störungsbild Trichotillomanie). Beide Störungen können auch unabhängig voneinander auftreten und bestehen (vgl. Kapitel 1.7).

Psychotische Störung

Inhaltlicher Zusammenhang zu psychotischen Symptomen

In der ICD-10 wird zudem ausdrücklich der Ausschluss gefordert, dass das Haareausreißen im Zusammenhang mit einem Wahn oder mit Halluzinationen auftritt. Denkbar ist hier ein Dermatozoenwahn, bei dem die Betroffenen glauben, von lebenden Organismen befallen zu sein, und entsprechende Missempfindungen auf und unter der Haut wahrnehmen können. Das Haareausreißen erfolgt dann, um sich von den eingebildeten Parasiten zu befreien. Als zugrunde liegende Halluzination sind Stimmen denkbar, die den Auftrag zum Haareausreißen geben.

Als Abgrenzungskriterium einer psychotischen Störung zur Trichotillomanie ist an erster Stelle die floride Symptomatik mit Wahn und Halluzinationen zu nennen. Anders als bei wahnhafter Symptomatik (aber auch z. T. bei einer Zwangsstörung oder Körperdysmorphen Störung) ist eine verminderte Einsichtsfähigkeit (dass das Haareausreißen pathologisch ist) bei Trichotillomanie nicht zu erwarten. Zusätzlich würde im Fall einer psychotischen Störung das Haareausreißen nicht lustvoll ausgeführt, sondern getrieben durch die psychotischen Symptome. Wahrscheinlich wären zusätzliche psychotische Symptome (evtl. mit bizarren Verhaltensweisen) zu beobachten.

Es ist möglich, dass eine Trichotillomanie gleichzeitig, aber unabhängig von einer psychotischen Störung besteht. In diesem Fall stünde das Haareausreißen in keinem inhaltlichen Zusammenhang zur floriden, psychotischen Symptomatik und sollte auch in Residual- und Rezidivphasen fortbestehen (könnte dann allerdings aufgrund des geringeren Stressniveaus milder ausgeprägt sein). Während Residual- und Rezidivphase wären in einem solchen Fall auch spezifische Interventionen zur Behandlung der Trichotillomanie angezeigt.

Vorgetäuschte bzw. artifizielle Störungen

Vorteilsstreben

Nach DSM-IV sollte Trichotillomanie auch von „Vorgetäuschten Störungen mit vorwiegend körperlichen Zeichen und Symptomen" (Saß et al., 2003, S. 741) abgegrenzt werden, bei denen das Motiv der Betroffenen, die Krankenrolle einzunehmen, im Vordergrund steht (Rothenhäusler & Kapfhammer, 2002; Willenberg, 2000). Im Fall einer Trichotillomanie scheuen sich die meisten Betroffenen, ihr Problemverhalten offen anzusprechen. Sie sind darauf bedacht, den Haarverlust zu kaschieren und möglichst lange vor der Öffentlichkeit zu verbergen. Ein weiterer Gegensatz ist, dass das soziale Umfeld bei Trichotillomanie kaum um spezielle Hilfe, Unterstützung oder Rücksichtnahme gebeten wird. Selbst engste Angehörige und Freunde können bei Trichotillomanie über Jahre im Unwissen über das Problem der Betroffenen sein. Dies widerspricht wiederum dem Motiv „Einnahme der Krankenrolle", das bei vorgetäuschten Störungen im Vordergrund steht.

Vorsätzliches Abschneiden der Haare

Ein konkretes Beispiel für eine schwer von der Trichotillomanie abzugrenzende vorgetäuschte Störung ist die Trichotemnomanie, eine Artefaktkrankheit, bei der der Haarverlust durch das vorsätzliche Abschneiden der Haare herbeigeführt wird (Reich & Trüeb, 2003). Per Augenschein ist das Zustandsbild der Haare bei Trichotemnomanie nicht ohne Weiteres von dem bei Trichotillomanie zu unterscheiden. Die Differenzialdiagnose kann aber gut dermatologisch (z. B. per Trichogramm) gestellt werden. Trichotemnomanie ist nicht zu verwechseln mit dem Kurzschneiden der Haare bei Trichotillomanie, welches zur Kaschierung oder als Stimuluskontrolltechnik (kurze Haare lassen sich schlechter ausreißen) eingesetzt wird (vgl. Kapitel 4.1.2). Das zugrunde liegende Motiv für das Haareschneiden ist hier das zentrale Unterscheidungsmerkmal – nämlich bei Trichotemnomanie die Einnahme der Krankenrolle, bei Trichotillomanie hingegen das Bemühen um Kaschierung des Haarverlusts bzw. der Versuch, sich am Ausreißen weiterer Haare zu hindern.

1.7 Komorbidität

Eingeschränkte Aussagekraft bisheriger Studien

Angaben zur Komorbidität bei Trichotillomanie sind – ähnlich wie zu Epidemiologie, Verlauf und Prognose – als vorläufige Schätzungen zu betrachten, da die Anzahl und Güte bisheriger Studien zu dieser Frage bis heute nicht als zufriedenstellend gelten können. Bisher vorliegende Studien sind größtenteils im englischsprachigen Ausland mit nicht repräsentativen Stichproben durchgeführt worden, was die Verallgemeinerbarkeit der Daten an sich bereits einschränkt. Meistens wurden in den Studien ausschließlich Betroffene berücksichtigt, die eine (häufig stationäre) Behandlung (nicht notwendigerweise für Trichotillomanie) aufgesucht haben. Bei Patientenstichproben besteht allgemein das Risiko einer Überschätzung der Komorbidität, da sich schwerer gestörte Betroffene bzw. solche mit komorbiden psychischen Störungen wahrscheinlicher in Behandlung begeben als andere. Für Trichotillomanie ist außerdem bekannt, dass (zumindest bis in die jüngste Vergangenheit) eine Behandlung in der Regel erst nach mehreren Jahren bzw. Jahrzehnten der Erkrankung aufgesucht wird, was wiederum mutmaßlich mit einem erhöhten Schweregrad der Trichotillomanie und einem erhöhten Risiko zur Entwicklung komorbider Störungen einhergeht.

Überschätzung der Komorbiditätsrate wahrscheinlich

Mit einer Überschätzung der Komorbiditätsraten ist auch deshalb zu rechnen, da einige Studien nicht auf Daten aus einem diagnostischen Gespräch oder Interview basieren, sondern auf Informationen aus Screeningfragebögen. Als weitere Einschränkungen sind für einige der Studien recht kleine Stichprobengrößen und die Verwendung von heute nicht mehr aktuellen Diagnosekriterien zu nennen. Es ist auch zu bedenken, dass möglicherweise nicht alle Informationen zu Komorbiditätsraten, die in Studien erhoben wurden, berichtet werden (erhöhte Prävalenzraten erscheinen besonders berichtenswert), was wiederum zu Verzerrungen führt.

Merke:

Die im Folgenden aufgeführten Informationen zur Komorbidität sollten deshalb mit angemessener Vorsicht interpretiert werden. Sie reflektieren möglicherweise eher die typischen Komorbiditätsraten von Psychiatriepatienten, statt spezifische Komorbiditätsraten für Trichotillomanie zu sein.

Bisherige Studienergebnisse deuten auf eine hohe Komorbiditätsrate bei Trichotillomanie hin (im Überblick: Christenson & Mansueto, 1999). Insbesondere andere körperfokussierte repetitive Verhaltensweisen (v. a. Nägelkauen und skin picking; vgl. Kapitel 1.2) aber auch depressive Erkrankungen, Angst- und Zwangsstörungen scheinen häufig komorbid zur Trichotillomanie aufzutreten. Die Prävalenzraten für diese Diagnosen liegen in bisherigen Untersuchungen bei Trichotillomanie 3- bis 10-fach höher als in der Allgemeinbevölkerung. Weitere psychische Störungen, für die eine erhöhte Komorbiditätsrate berichtet wurde, sind Körperdysmorphe Störungen und Essstörungen. Für einzelne Persönlichkeitsstörungen wurden ebenfalls erhöhte Raten berichtet. Die Prävalenzraten für Schizophrenie, Somatoforme Störungen, Substanzmissbrauch/-abhängigkeit sowie Ticstörung und Tourette-Syndrom scheinen hingegen bei Trichotillomanie mit denen in der Allgemeinbevölkerung vergleichbar. Zur Häufigkeit von komorbid bestehenden Impulskontrollstörungen bei Trichotillomanie gibt es noch keine Daten.

Häufig zusätzlich Nägelkauen o. ä. Verhaltensweisen

Die z. T. beträchtlichen Schwankungen in den berichteten Komorbiditätsraten könnten auf eine entsprechende Heterogenität bei Trichotillomanie hindeuten. Andererseits könnten sie auch Ausdruck der zu Beginn genannten methodischen Mängel einiger Untersuchungen sein. Der eigenen klinischen Erfahrung nach überwiegen in der ambulanten Praxis Trichotillomanie-Patienten ohne komorbide Diagnose(n) – allerdings sind Symptome anderer psychischer Störungen in subklinischer Ausprägung häufig zusätzlich vorhanden (v. a. depressive und sozial-ängstliche Symptome sowie weitere pathologische Verhaltensweisen wie Nägelkauen und Zähneknirschen).

Ganz allgemein können komorbide Störungen völlig unabhängig von der Trichotillomanie bestehen, sich in Folge der Trichotillomanie herausgebildet oder ihrerseits zur Entstehung der Trichotillomanie beigetragen haben.

Merke:

Das gleichzeitige Auftreten komorbider Störungen (z. B. depressive Erkrankungen) kann die Wahrscheinlichkeit der Diagnostizierung der Trichotillomanie sowie das therapeutische Vorgehen und den Behandlungserfolg beeinflussen (vgl. Kapitel 4.3).

1.8 Diagnostische Verfahren und Dokumentationshilfen

Zur Feststellung der Trichotillomanie-Diagnose kann bislang auf kein entsprechendes Modul aus einem deutschsprachigen, strukturierten klinischen Interview zurückgegriffen werden. Es besteht lediglich die Möglichkeit, die Erfüllung der diagnostischen Kriterien aus ICD-10 oder DSM-IV in eigenen Worten festzustellen. Für Trichotillomanie existieren auch noch keine störungsspezifischen Ratingskalen, die für den deutschen Sprachraum ausreichend validiert worden sind. Zwei Instrumente, deren Testgüte für den englischen Sprachraum nachgewiesen ist, liegen in deutscher Übersetzung mit ersten Daten zur Validierung vor. Diese Instrumente, ein Selbst- und ein Fremdbeurteilungsmaß, werden im Folgenden kurz vorgestellt (vgl. auch Tab. 9).

Tabelle 9: Deutschsprachige Instrumente zur quantitativen Erfassung von Trichotillomanie-Symptomen

Selbstbeurteilung	Massachusetts General Hospital (MGH) Hairpulling Scale
Fremdbeurteilung	Psychiatric Institute Trichotillomania Scale (PITS)

Selbstbeurteilung

Massachusetts General Hospital (MGH) Hairpulling Scale. Zur Selbstbeurteilung empfiehlt sich der Einsatz der Massachusetts General Hospital (MGH) Hairpulling Scale (Keuthen et al., 1995). Dieser kurze Selbstbeurteilungsfragebogen (vgl. Anhang, S. 105) besteht aus sieben Items, mit denen auf einer fünfstufigen Skala (0 bis 4) die Symptomausprägung für die letzte Woche in den folgenden Bereichen eingeschätzt wird: (1) Häufigkeit des Drangs zum Haareausreißen, (2) Intensität des Drangs und (3) Kontrolle über den Drang, (4) Häufigkeit des Haareausreißens, (5) Widerstand gegen das Haareausreißen und (6) Kontrolle über das Haareausreißen sowie (7) Leidensdruck. Ausgewertet wird der Summenwert der MGH Hairpulling Scale (Range: 0 bis 28), wobei höhere Werte eine stärkere Ausprägung der Trichotillomanie bedeuten.

Übereinstimmend mit der englischen Version bestätigen erste Untersuchungen mit der deutschen Übersetzung die Ein-Faktoren-Struktur des Instruments und sprechen für eine zufriedenstellende interne Konsistenz der Skala (englische Validierungsstudie von Keuthen et al., 1995; $N = 119$: Cronbachs $\alpha = .89$; deutsche Untersuchung von Bohne & Gerlach, 2006; $N = 137$: $\alpha = .87$). Für die englische Version sind eine gute Retest-Reliabilität ($r = .97$), eine zufriedenstellende konvergente ($.63 < r < .75$) und divergente Validität ($.10 < r < .30$) sowie Änderungssensitivität nachgewiesen (O'Sullivan et al., 1995). Basierend auf den Ergebnissen der englischen Validierungsstudie und der o. g. deutschen Untersuchung erreichen Trichotillomanie-Betroffene im Durchschnitt einen Summenwert von 15 (± 5) Punkten.

Fremdbeurteilung

Psychiatric Institute Trichotillomania Scale (PITS). Als Therapeutenrating bietet sich die Psychiatric Institute Trichotillomania Scale (PITS; Winchel et al., 1992) an. Die PITS ist ein störungsspezifisches, halbstrukturiertes klinisches Interview, das aus sechs komplexen Items zu den folgenden Symptombereichen besteht: (1) Anzahl der betroffenen Körperregionen, (2) Zeit, die für das Haareausreißen und die kognitive Beschäftigung mit dem Thema aufgewendet wird, (3) Häufigkeit des Widerstands gegen das Haareausreißen, (4) Beeinträchtigung, (5) Leidensdruck und (6) Ausmaß des Haarverlusts. Die Items werden jeweils auf einer achtstufigen Skala (0 bis 7) eingeschätzt, wobei höhere Werte eine stärkere Ausprägung der Trichotillomanie bedeuten. Die Fremdratings der einzelnen Items besitzen für sich betrachtet einen hohen Informationswert für Diagnostik und Therapie. Zur Auswertung wird oftmals auch ein Summenwert berechnet (Range: 0 bis 42), was allerdings angesichts der Befunde zur internen Konsistenz (s. u.) kritisch zu betrachten ist.

Zur Güte des Instruments liegen bislang hauptsächlich Informationen aus Studien mit dem englischsprachigen Original vor (ein kurzer Überblick findet sich in Diefenbach, Tolin, Crocetto, Maltby & Hannan, 2005). Demnach ist die interne Konsistenz der Skala eher schwach (Cronbachs $\alpha = .59$). Für die Items 4 bis 6 und den Gesamtwert kann eine zufriedenstellende konvergente Validität berichtet werden ($.63 < r < .75$). Die Interrater-Übereinstimmung war für fünf der Items (2 bis 6) sehr gut ($.92 < r < 1.00$; Stanley, Breckenridge, Snyder & Novy, 1999). Eine erste Untersuchung der Gütekriterien der deutschen Übersetzung (Klaus, 2007) erbrachte ähnliche Ergebnisse (Cronbachs $\alpha = .41$; divergente Validität: $-.03 < r < .01$; Interrater-Übereinstimmung für Items 2 bis 5 und Gesamtwert: $.78 < r < .91$). In einer deutschen Stichprobe wurde ein durchschnittlicher Gesamtwert von 20 (± 4) Punkten für eine Trichotillomanie-Stichprobe ($N = 40$) gefunden (Neudecker, 2006). In dieser Untersuchung zeigte sich auch eine zufriedenstellende Änderungssensitivität des Instruments.

2 Störungsmodell

In den bislang gut 100 Jahren wissenschaftlicher Veröffentlichungen zum Thema Trichotillomanie sind verschiedene Hypothesen über Einflussfaktoren auf Entstehung und Aufrechterhaltung des Störungsbildes formuliert worden. Empirische Belege für den tatsächlichen Einfluss dieser vermuteten Faktoren sind noch spärlich. Einen ersten (und bislang einzigen) Versuch, die vermuteten Faktoren und ihre Wechselwirkungen in einem kohärenten Erklärungsmodell zusammenzubringen, unternahmen Franklin, Tolin und Diefenbach (2006). Ihr Entwurf eines „vorläufigen biopsychosozialen Modells der Trichotillomanie“, wie sie es selbst nennen, ist in Abbildung 2 dargestellt. Die einzelnen Einflussfaktoren und deren vermuteten Interaktionen werden im Folgenden mit Hinweis auf bisherige empirische Belege erläutert.

Biopsychosoziales Modell

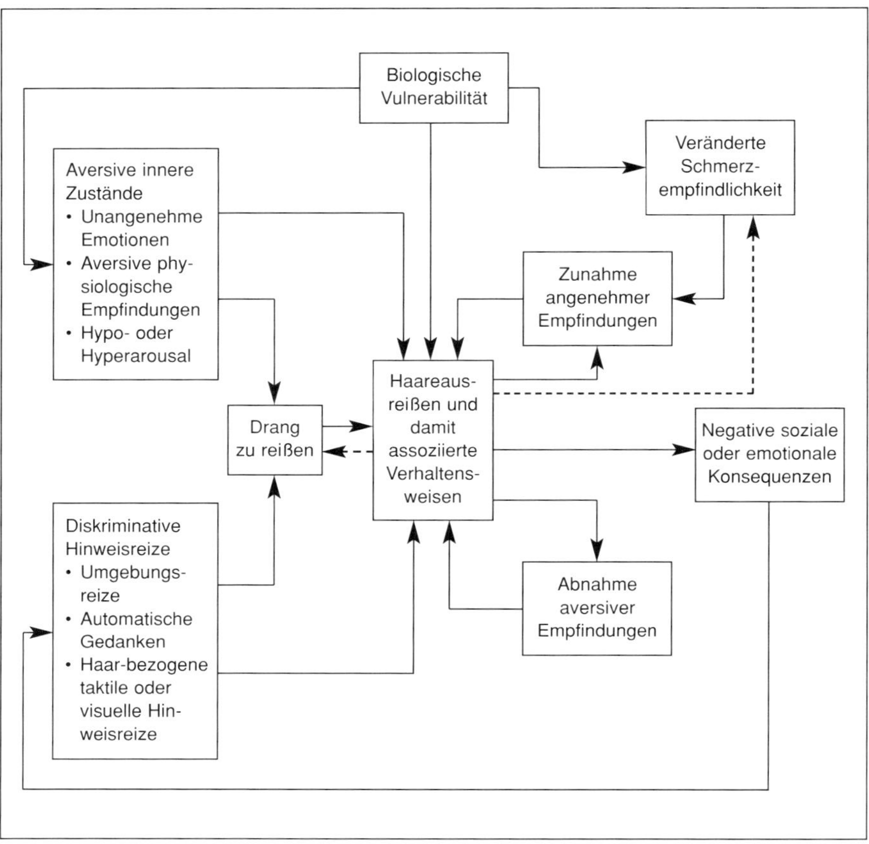

Abbildung 2: Schematische Darstellung eines vorläufigen biopsychosozialen Modells der Trichotillomanie nach Franklin et al. (2006).

Der Übersichtlichkeit halber wird das Modell hier in prädisponierende, begünstigende und aufrechterhaltende Faktoren unterteilt. Als prädisponierend werden solche Faktoren betrachtet, die eine generelle Veranlagung, Bereitschaft bzw. ein besonderes Risiko für eine spätere Erkrankung darstellen könnten. Begünstigende Faktoren sind solche, die die Auftretenswahrscheinlichkeit des Haareausreißens zu einem konkreten Zeitpunkt erhöhen. Unter aufrechterhaltenden Faktoren bzw. Mechanismen werden die Bedingungen zusammengefasst, die einen langfristigen Verlauf, d. h. ein wiederholtes Auftreten des Haareausreißens (bis hin zur Chronifizierung) wahrscheinlicher machen.

2.1 Prädisponierende Faktoren

Angenommene prädisponierende Faktoren für Trichotillomanie:
• Biologische Vulnerabilität. • Veränderte Schmerzempfindlichkeit. • Vorausgehende Lernerfahrungen.

Biologische Vulnerabilität

Familiäre Häufung, hirnstrukturelle und neuropsychologische Hinweise

Verschiedene Überlegungen und empirische Befunde haben zur Annahme einer biologischen Vulnerabilität für Trichotillomanie geführt. Eine solche Vermutung wird u. a. gespeist durch Befunde einer familiären Häufung von Trichotillomanie und anderen Störungen mit exzessiven Verhaltensweisen (z. B. Zwangsstörungen; Schlosser et al., 1994). Darüber hinaus liefern Studien mit bildgebenden Verfahren erste Hinweise auf hirnstrukturelle Auffälligkeiten im Frontalhirn bei Trichotillomanie, die allerdings bislang nicht eindeutig sind (Überblick in Stein, O'Sullivan & Hollander, 1999). Die gefundenen Auffälligkeiten scheinen vor allem solche Hirnstrukturen bzw. neuronalen Netzwerke zu betreffen, die mutmaßlich für die Initiierung und Steuerung von Handlungen verantwortlich sind. Neuropsychologische Studien weisen zudem auf umschriebene Defizite, u. a. in Exekutivfunktionen, bei Trichotillomanie hin (Überblick in Stein et al., 1999), die im Einklang mit den gefundenen hirnstrukturellen Auffälligkeiten zu stehen scheinen.

Die empirische Absicherung der Hypothese, dass funktionelle Auffälligkeiten im Gehirn eine biologische Vulnerabilität für Trichotillomanie darstellen könnten, ist allerdings insgesamt noch sehr dünn. Bislang sind nur wenige Studien mit eher kleinen Stichproben von Trichotillomanie-Betroffenen durchgeführt worden, die keine einheitlichen Befunde geliefert haben. Möglicherweise führt die Heterogenität des Störungsbildes dazu, dass allgemeingültige Aussagen über Bedingungsfaktoren keinen Bestand haben.

Merke:

Es bleibt die Frage offen, ob gefundene neurobiologische Auffälligkeiten tatsächlich eine Trichotillomanie bedingen oder erst im Verlauf einer Trichotillomanie auftreten. Alternativ könnten Trichotillomanie und neurobiologische Auffälligkeiten auch unabhängig voneinander bestehen, aber beide von derselben, noch nicht bekannten, Drittvariablen abhängen.

Hinweis auf genetische Komponente

Weitere vorläufige Hinweise auf eine biologische Komponente bei der Entstehung von Trichotillomanie liefert eine tierexperimentelle Studie, in der die Mutation bzw. Schädigung eines bestimmten Gens (Hoxb8) bei Mäusen übermäßiges Pflegeverhalten in Form einer umfangreichen Entfernung der Fellhaare, bis hin zu großflächigen kahlen Stellen hervorrief (Greer & Capecchi, 2002). Die genetisch veränderten Mäuse verbrachten fast doppelte soviel Zeit mit ihrer Fellpflege und der Entfernung der Fellhaare wie die Kontrollgruppe, ohne dass eine erkennbare Veränderung der Haut oder des peripheren Nervensystems zugrunde lag. Diese Befunde lassen eine genetische Veranlagung für Trichotillomanie beim Menschen möglich erscheinen.

Ethologische Perspektive

Die Überlegungen bzgl. einer biologischen Vulnerabilität umfassen auch eine ethologische Perspektive, der zufolge exzessives Körperpflegeverhalten als frühe Form der Stressbewältigung zu verstehen ist (Überblick in Keuthen et al., 2005). Als Analogie werden dabei Übersprungshandlungen bei Tieren angeführt, die Pflegeverhaltensweisen ähneln können und eine Abreaktion in Konfliktsituationen darstellen. Dieser Perspektive folgend bestünde eine generelle biologische Bereitschaft, in Stresssituationen exzessives, unangemessenes Körperpflegeverhalten zu zeigen (wie z. B. Haare auszureißen, Fingernägel zu kauen o. Ä.) und damit eine momentane Stressreduktion zu erreichen. Dies könnte als Erklärung herangezogen werden, warum es häufig in Abhängigkeit von Stress zu einem ersten Auftreten bzw. Wiederauftreten des Haareausreißens kommt.

Experiential avoidance

Franklin et al. (2006) gehen darüber hinaus davon aus, dass eine unspezifische biologische Vulnerabilität in Form einer verminderten Toleranz gegenüber unangenehmen inneren Zuständen bedeutsam sein könnte. Diese könnte sich in einem erhöhten Bedürfnis nach Kontrolle bzw. Vermeidung unangenehmer Emotionen oder Körperzustände ausdrücken (engl.: experiential avoidance). Verhaltensweisen, die helfen, einen als unangenehm empfundenen inneren Zustand zu verkürzen oder ihn weniger intensiv zu erleben, würden damit wahrscheinlicher ausgeführt, was u. a. ein erhöhtes Risiko zur Entwicklung einer Trichotillomanie implizieren könnte. Es gibt erste Hinweise darauf, dass bei Trichotillomanie der Drang zum Haareausreißen und der damit assoziierte Leidensdruck umso stärker ausgeprägt sind, je größer die Tendenz der Betroffenen ist, unangenehme emotionale oder physische Zustände zu vermeiden (Begotka, Woods & Wetterneck, 2004). Ob eine solche Tendenz zur „experiential avoidance" allerdings biologisch bedingt ist, eine erlernte Komponente darstellt oder durch eine Interaktion mehrerer Komponenten bestimmt wird, ist bislang nicht geklärt. Der Faktor „experiential avoidance" scheint aber keineswegs Trichotillomanie-spezifisch zu sein, sondern auch bei anderen psychischen Störungen eine Rolle zu spielen (z. B. bei Panikstörungen; Tull & Roemer, 2007).

Merke:

Biologische Einflussfaktoren auf Trichotillomanie sind naheliegend, aber noch unzureichend empirisch überprüft.

Veränderte Schmerzempfindlichkeit

Bei Trichotillomanie wird zudem eine veränderte Schmerzempfindlichkeit als möglicher Einflussfaktor diskutiert. Betroffene berichten oftmals, dass sie beim Haareausreißen entweder keinen Schmerz wahrnehmen oder diesen als angenehm bzw. willkommen erleben (Überblick in Christenson & Mansueto, 1999). Im Gegensatz dazu werden Personen ohne Trichotillomanie beim Haareausreißen im Allgemeinen Schmerz empfinden und diesen negativ erleben. Ein solcher interindividueller Unterschied hätte Einfluss auf das Risiko der Entstehung und Aufrechterhaltung einer Trichotillomanie. Wenn dem Haareausreißen auf körperlicher Ebene eine bestrafende Konsequenz, nämlich Schmerz, folgt, sinkt die Wahrscheinlichkeit, dass es im Folgenden noch einmal ausgeübt wird. Im anderen Fall hingegen, wenn das Haareausreißen entweder keine unmittelbare Konsequenz oder eine positive Verstärkung erfährt, ist die Wahrscheinlichkeit größer, dass das Verhalten im Folgenden noch einmal gezeigt wird.

Endorphine

Es ist vermutet worden, dass die beschriebenen interindividuellen Unterschiede in der Schmerzempfindlichkeit auf eine Veränderung im endogenen Opioid-System zurückgehen könnten. Eine sog. Up-Regulation könnte dazu führen, dass während des Haareausreißens vermehrt körpereigene Opioide (Endorphine) ausgeschüttet werden, die die Schmerzempfindlichkeit senken und/oder für ein „Kick"-Erleben sorgen, was die Aufrechterhaltung des Verhaltens begünstigen würde. Diese Hypothese ist generell für selbstverletzende Verhaltensweisen formuliert worden (Sandman, 1990/1991). Ergebnisse aus ersten Studien zu diesem Thema können diese allgemeine Vermutung mit Einschränkungen bestätigen, bislang aber nicht für Trichotillomanie (Frecska & Arato, 2002). Für die o. g. Hypothese speziell bei Trichotillomanie könnten allerdings Befunde aus einzelnen Studien sprechen, in denen die medikamentöse Gabe eines Opioid-Antagonisten (Naltrexon), das eine Opioid-Wirkung quasi blockiert, zur Reduktion des Haareausreißens führte (Carrion, 1995; de Sousa, 2008).

Merke:

Allerdings scheint die Schmerzschwelle bei Trichotillomanie nicht generell heraufgesetzt zu sein. Wenn überhaupt, dann ist eine veränderte Schmerzwahrnehmung offenbar auf die Körperregionen beschränkt, von denen Haare ausgerissen werden (Christenson et al., 1994).

Falls tatsächlich ein verändertes Schmerzempfinden vorliegen sollte, ist weiterhin unklar, ob es der Trichotillomanie zeitlich vorausgeht (also eine Prädisposition darstellt) oder eher in Folge der Trichotillomanie auftritt oder aber durch eine noch zu identifizierende Drittvariable bedingt ist. Um den tatsächlichen Einfluss dieses Faktors und den ggf. zugrunde liegenden Wirkmechanismus für die Trichotillomanie klären zu können, ist weitere empirische Forschung erforderlich.

Lernerfahrungen

Modelllernen

Nicht explizit im Modell von Franklin et al. (2006) enthalten, aber theoretisch durchaus schlüssig, können auch individuelle Lernerfahrungen einen prädisponierenden Faktor für Trichotillomanie darstellen. So würde z. B. die Beobachtung eines Modells (wie etwa der Mutter, die sich aus kosmetischen Gründen die Augenbrauen zupft, gezielt graue Haare entfernt oder aber an Trichotillomanie erkrankt ist) schon früh entsprechendes Lernen ermöglichen und die grundsätzliche Bereitschaft und Wahrscheinlichkeit zur Ausübung desselben Verhaltens zu einem späteren Zeitpunkt beeinflussen. Neben entsprechenden Einzelfallberichten können auch die bisherigen Ergebnisse aus den o. g. Familienstudien, die aufgrund der Studiendesigns eine biologische Grundlage nicht von Modelllernen abgrenzen können, die Hypothese eines solchen lerngeschichtlichen Einflussfaktors stützen.

2.2 Begünstigende Faktoren

Angenommene begünstigende bzw. auslösende Faktoren für Trichotillomanie:
• Unangenehme innere Zustände. • Diskriminative Hinweisreize.

Unangenehme innere Zustände

Mangelndes Wohlbefinden

Relativ unumstritten ist die Hypothese, dass das Haareausreißen in den meisten Fällen im zeitlichen Zusammenhang mit unangenehmen inneren Zuständen auftritt. Die Bezeichnung „innere Zustände“ soll dabei sowohl spezifische Gefühle und Körperwahrnehmungen als auch allgemeinere Zustände des Wohlbefindens bzw. Unwohlseins umfassen. Wie bereits in Kapitel 1.1.1 benannt, können zu den mit Trichotillomanie assoziierten Gefühlen Trauer, Angst, Wut, Ärger, Enttäuschung sowie Freude, Erregung oder Neugierde gehören. Unangenehme Körperzustände können z. B. Empfindungen von Juckreiz, Brennen, Schmerzen, Kribbeln oder auch muskuläre Anspannung umfassen.

Merke:

Allgemeinzustände, die unangenehm erlebt werden, können nach Hyper- oder Hypoarousal unterteilt werden (Diefenbach, Mouton-Odum & Stanley, 2002), also entweder ein Übermaß an Stimulierung oder Erregung darstellen (z. B. verbunden mit extremen Emotionen oder Stress) oder eine Unterstimulation (z. B. verbunden mit Langeweile oder innerer Leere).

Streben nach Ausgeglichenheit

Es wird angenommen, dass Menschen in einem emotional oder körperlich unangenehmen Zustand einen Drang verspüren, diesen unangenehmen Zustand zu regulieren, auszugleichen bzw. möglichst schnell zu beenden. Dies könnte mit den bereits dargestellten prädisponierenden Faktoren für Trichotillomanie einhergehen, also z. B. mit einer allgemeinen, ethologisch vermittelten Bereitschaft, auf Stresssituationen mit übermäßigem Pflegeverhaltensweisen zu reagieren, und/oder mit einer biologischen Vulnerabilität und/oder lerngeschichtlichen Prädisposition zur Ausübung von repetitiven bzw. exzessiven Verhaltensweisen und/oder mit einer Neigung zu „experiential avoidance". Der Hypothese folgend erleben die Betroffenen in solchen Situationen einen Drang oder Impuls zum Haareausreißen. Dieser Drang, der bewusst wahrgenommen werden kann oder auch nicht, mündet dann wahrscheinlich in der tatsächlichen Ausübung des Verhaltens (Haareausreißen) und den damit assoziierten stimulierenden oder beruhigenden Handlungen (Haare zerbeißen, die Haut mit ausgerissenen Haaren streicheln etc.).

Vorläufige Hinweise auf die Gültigkeit dieser Hypothese liefern Untersuchungen, in denen Betroffene retrospektiv Körperempfindungen und Emotionen im Zeitverlauf (vor, während und nach dem Haareausreißen) einschätzen. Diese Beschreibungen bestätigen die Vermutung, dass im Vorfeld des Haareausreißens in der Regel negativ empfundene Zustände überwiegen (Diefenbach et al., 2002). Es soll an dieser Stelle noch einmal darauf hingewiesen werden, dass auch Emotionen mit positiver Valenz einen unangenehm erlebten inneren Zustand hervorrufen können (z. B. ein Übermaß an freudiger Erregung). Empirische Studien zur Absicherung dieser Hypothese, die nicht allein auf retrospektive Selbstbeobachtungsdaten zurückgreifen, stehen noch aus.

Diskriminative Hinweisreize

Es wird darüber hinaus davon ausgegangen, dass Kontextbedingungen auf die Auftretenswahrscheinlichkeit des Haareausreißens Einfluss nehmen. Diese Annahme stützt sich im Wesentlichen auf eine Vielzahl von phänomenologischen Studien, in denen die Selbstberichte großer Gruppen von Betroffenen deskriptionsstatistisch ausgewertet wurden. Einfluss nehmen demnach in den meisten Fällen sowohl Ort, Zeit, ausgeübte Aktivität als auch die sozialen Umstände, was im Kapitel 1.1.1 bereits näher erläutert wurde. Sie haben Einfluss darauf, ob einerseits überhaupt ein Drang zum Haareausreißen entsteht und ob andererseits tatsächlich Haare ausgerissen werden.

Kontextbedingungen können inneren Zustand beeinflussen

Als Ergänzung zum Modell von Franklin et al. (2006) ist zu erwähnen, dass Kontextbedingungen auch auf den (aversiven) inneren Zustand Einfluss nehmen (Hitze kann z. B. einen Juckreiz fördernden Einfluss haben) und damit das Haareausreißen bzw. den Drang mehr oder weniger wahrscheinlich machen. Darüber hinaus kann die Wahrnehmung des inneren Zustands von den Kontextbedingungen abhängen (z. B. kann die An- bzw. Abwesenheit von Personen den Grad der Selbstaufmerksamkeit beeinflussen). Wie ebenfalls bereits in Kapitel 1.1.1 ausgeführt, können auch Gedanken begünstigenden oder hemmenden Einfluss auf das Haareausreißen bzw. den Drang haben. Außerdem können sie sich auf Gefühle und Körperempfindungen auswirken (also einen aversiven inneren Zustand begünstigen oder abmildern) bzw. deren Wahrnehmung und Bewertung beeinflussen.

Merke:

Gedanken, die das Haareausreißen begünstigen, beinhalten meistens eine positive Einschätzung der Konsequenzen des Haareausreißens (z. B. „Es wird mir nach dem Haareausreißen besser gehen") bzw. eine negative Einschätzung der Konsequenzen, die ein Widerstand gegen den Drang mit sich bringen würde (z. B. „Wenn ich jetzt nicht reiße, dann wird der Drang immer größer werden, und ich werde letztendlich viel mehr Haare ausreißen, als wenn ich dem Drang jetzt nachgebe"). Diese Gedanken können den Betroffenen bewusst sein, aber auch automatischen Charakter besitzen.

2.3 Aufrechterhaltende Faktoren

Angenommene aufrechterhaltende Faktoren der Trichotillomanie:

- Operante Konditionierung.
- Assoziation mit Kontextreizen, Automatisierung, Ausbildung einer Gewohnheit.

Relative Einigkeit besteht bzgl. der Hypothese, dass an der Aufrechterhaltung des Haareausreißens Lernprozesse beteiligt sind. Dabei werden v. a. Prozesse operanten Konditionierens angenommen, aber auch ganz allgemein assoziatives Lernen, zunehmende Automatisierung und Gewohnheitsbildung berücksichtigt.

Operante Konditionierung durch Verstärkung

Haareausreißen schafft unmittelbaren Ausgleich

In einer Vielzahl der Fälle besitzt das Haareausreißen offenbar eine regulierende Funktion bei unangenehmen emotionalen oder körperlichen Zuständen, was bereits Eingang in die Definition des Störungsbildes gefunden hat (Spannungskriterien und Zuordnung zu den Impulskontrollstörungen; vgl. Kapitel 1.3). Während und/oder kurzfristig nach dem Haareausreißen kommt es, so die Theorie (gestützt durch retrospektive Selbstbeobachtungen von Betroffenen), zu einem Nachlassen der eingangs wahrgenommenen unangenehmen Emotionen oder Körperempfindungen (Abnahme aversiver Empfindungen). Dies bedeutet eine negative Verstärkung des Haareausreißens und führt zu einer erhöhten Auftretenswahrscheinlichkeit in der Zukunft.

Zusätzlich folgt in einigen Fällen auf das Haareausreißen ein „Kick"-Erleben, das hypothetisch auf eine Endorphinausschüttung zurückgeht (Zunahme angenehmer Empfindungen). Auch eine Zunahme sozialer Aufmerksamkeit als positive Konsequenz auf das Haareausreißen ist in einzelnen Fällen zu bedenken (v. a. bei Kleinkindern). Beides bedeutet eine positive Verstärkung des Haareausreißens und führt ebenfalls zu einer erhöhten Auftretenswahrscheinlichkeit in der Zukunft.

Kurzfristig verstärkende Konsequenzen

Diese verstärkenden Konsequenzen des Haareausreißens treten vor allem kurzfristig auf. Das heißt, sie folgen dem Haareausreißen in unmittelbarer zeitlicher Nähe und werden oftmals bereits bei den ersten Episoden des Haareausreißens wirksam. Letzteres bedeutet inhaltlich, dass dem Haareausreißen relativ zuverlässig und zeitnah positive Konsequenzen folgen. Damit wären hier Kontingenz und Kontiguität, also optimale Lernbedingungen gegeben.

Negative Konsequenzen treten erst zeitverzögert auf

Das Haareausreißen hat gleichzeitig vielfältige negative Konsequenzen (vgl. Kapitel 1.1.3), die sowohl psychosoziale Aspekte (z. B. Scham- und Schuldgefühle, Konflikte mit Angehörigen und Freunden, berufliche Einschränkungen) umfassen, aber auch körperliche Schäden (die im Modell von Franklin et al. nicht aufgeführt sind). Diese negativen Konsequenzen treten in der Regel erst mittel- bzw. langfristig in Erscheinung, d. h. nach wiederholtem, ausgiebigem Haareausreißen.

> **Merke:**
>
> Für die Aufrechterhaltung des Haareausreißens bedeutet dies, dass anfänglich nahezu ausnahmslos verstärkende Konsequenzen verhaltenssteuernd wirksam werden. Negative Konsequenzen treten häufig erst dann auf, wenn sich das Haareausreißen im Verhaltensrepertoire des Betroffenen bereits etabliert hat. Diese zeitliche Abfolge von positiven und negativen Konsequenzen kann erklären, warum es trotz der negativen Konsequenzen, die zum Zeitpunkt der Diagnostik und des Therapiebeginns in der Regel (quantitativ und qualitativ) deutlich überwiegen, zu einer Aufrechterhaltung des Problemverhaltens kommen konnte.

Verstärkende Konsequenzen sind flüchtig

Für die Aufrechterhaltung ist darüber hinaus von Bedeutung, dass die positiven (erleichternden) Konsequenzen des Haareausreißens zumeist nur von relativ kurzer Dauer sind, also keine langfristige Regulierung der Auslösebedingungen darstellen. Das bedeutet inhaltlich, dass der unangenehm erlebte innere Zustand, der durch das Haareausreißen kurzfristig positiv beeinflusst werden kann, nach einer gewissen Zeit vermutlich erneut auftreten wird. Ein wiederkehrender Drang zum Haareausreißen ist also wahrscheinlich.

Merke:

Die negativen Konsequenzen des Haareausreißens haben größtenteils eine mittel- bis langfristige Wirkung und nehmen bei wiederholtem Haareausreißen oftmals an Intensität zu. Beispielsweise nimmt der durch den Haarverlust angerichtete Schaden – auch bei einer konstanten Menge an ausgerissenen Haaren pro Tag – quasi exponenziell zu, da das Nachwachsen der Haare eine deutlich längere Zeit in Anspruch nimmt als der Akt des Haareausreißens selbst. Insgesamt ist damit zu erwarten, dass die negativen Konsequenzen im Zeitverlauf die positiven Konsequenzen des Haareausreißens aufwiegen bzw. überwiegen. Der innere Zustand (oder anders benannt: die „emotionale Befindlichkeit") der Betroffenen wird dadurch – im Netto – zunehmend negativer.

Abbildung 3 veranschaulicht diese Annahme in vereinfachter Form.

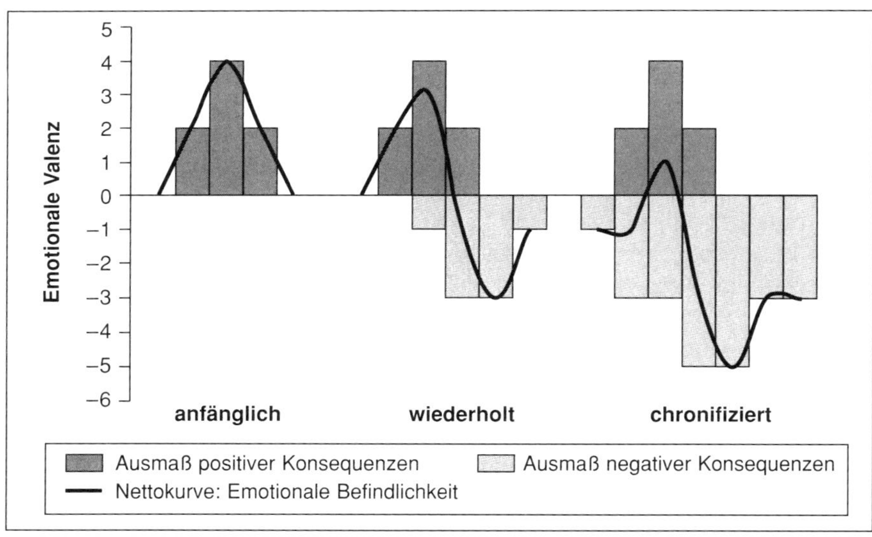

Abbildung 3: Vereinfachte Darstellung der angenommenen zeitlichen Veränderung des inneren Zustands im Zusammenwirken positiver und negativer Konsequenzen des Haareausreißens

Wie in einem Teufelskreis schaffen die negativen Konsequenzen des Haareausreißens neue Auslösebedingungen für den Drang zum Haareausreißen. Beispielsweise führt der zunehmende Haarverlust in vielen Fällen zu Schamempfinden, Angst vor Entdeckung durch andere und sozialen Konflikten, die wiederum einen negativen inneren Zustand wahrscheinlicher machen und damit den Drang zum Haareausreißen erhöhen können. Wenn Betroffene sich aufgrund des Haareausreißens und seiner Folgen sozial zurückziehen, bedeutet das außerdem, dass sie vermehrt Zeit allein verbringen – eine Kontextbedingung, die im Allgemeinen wiederum einen begünstigenden Faktor für das Haareausreißen darstellt. Ganz allgemein führt eine Einschränkung sportlicher, sozialer oder beruflicher Aktivitäten aufgrund des Haareausreißens wahrscheinlich zu einer zunehmenden Unzufriedenheit und Unausgeglichenheit der Betroffenen und bereiten dem Modell folgend damit wiederum den Boden für erneutes bzw. weiteres Haareausreißen.

Teufelskreis

Assoziation mit Kontextreizen, Automatisierung und Gewohnheitsbildung

Es ist außerdem anzunehmen, dass aufgrund des wiederholten gemeinsamen Auftretens von unangenehmen inneren Zuständen, spezifischen Kontextreizen und dem Drang zum Haareausreißen assoziative Verknüpfungen aufgebaut werden, die eine Aufrechterhaltung der Störung zusätzlich unterstützen. Dabei können typische Kontextbedingungen des Haareausreißens durch Assoziationsbildung selbst Triggerstatus gewinnen, so dass sie im Verlauf der Erkrankung unabhängig vom inneren Zustand das Haareausreißen auslösen können. Eine Generalisierung im Sinne einer immer größeren Anzahl von Kontextreizen mit Triggerstatus ist denkbar.

Assoziatives Lernen

Möglicherweise lässt im Verlauf der Erkrankung auch die bewusste Wahrnehmung eines Drangs zum Haareausreißen nach. Die Betroffenen reißen dann zunehmend ohne vorher einen konkreten Auslöser oder entsprechenden Impuls wahrgenommen zu haben bzw. ohne die Episode des Haareausreißens willkürlich initiiert zu haben. Neben lerntheoretischen Überlegungen sprechen für diese Annahme auch die Selbstberichte von Betroffenen, laut derer das Haareausreißen zeitweise ohne darauf fokussierte Aufmerksamkeit auftreten kann, so z. B. während konzentrierten Arbeitens oder beim Anschauen eines spannenden Films bzw. beim Lesen einer fesselnden Geschichte. Diese Form des Haareausreißens wird von den Betroffenen besonders oft als außerhalb der eigenen Kontrolle liegend wahrgenommen. Viele Betroffene beschreiben auch, sich in bestimmten Situationen aus purer Gewohnheit Haare auszureißen (z. B. im Auto).

Automatisierung

3 Hinweise zur Diagnostik

3.1 Diagnosestellung

> **Merke:**
>
> In jedem diagnostischen Erstgespräch sollte eine Screeningfrage zu Trichotillomanie gestellt werden, wie z. B. „Haben Sie sich jemals Haare ausgerissen (Kopfhaare oder andere), so dass ein merklicher Haarverlust eingetreten ist?"

Screening

Eine Screeningfrage ist auch dann sinnvoll, wenn keinerlei Hinweise (z. B. aus Vorinformationen oder äußerem Erscheinungsbild) auf eine solche Problematik vorliegen. Angesichts der geschätzten hohen Komorbiditätsrate der Trichotillomanie ist davon auszugehen, dass sich ein Teil der Betroffenen wegen anderer Symptome beim Behandler vorstellt und komorbid bestehendes Haareausreißen nicht aus eigenem Antrieb in das diagnostische Gespräch einbringt – sei es aus Scham, sei es weil die Störungswertigkeit des Verhaltens unklar ist oder weil das Haareausreißen im Schatten der komorbiden Störung(en) steht. Im Fall eines positiven Screenings sollte eine gezielte Abklärung der diagnostischen Kriterien für Trichotillomanie erfolgen.

Abklärung der Spannungskriterien

Die diagnostische Abklärung des Spannungsbogens kann schwierig sein. Die korrekte Einschätzung dieses Kriteriums ist von einer ausreichenden Introspektionsfähigkeit der Betroffenen abhängig, die vor Beginn der therapeutischen Arbeit nicht ohne Weiteres vorausgesetzt werden kann (vgl. Kapitel 1.3). Insbesondere Betroffene mit „automatisiertem" Haareausreißen erleben das Reißen sowie seine Vorbedingungen und Nachwirkungen auf emotionaler und körperlicher Ebene nicht voll bewusst. Das Reißen hat hier möglicherweise den Effekt, dass emotionale und körperliche Zustände und deren Veränderungen im Zeitverlauf nicht explizit wahrgenommen werden (z. B. aufgrund eines Trancezustandes, vgl. auch die Karte „Exploration der Verhaltensmerkmale des Haareausreißens" im Anhang des Buches).

> **Merke:**
>
> Hier ist es hilfreich, den Betroffenen die Frage zu stellen, was im Zeitverlauf passieren würde, wenn sie sich trotz bestehenden Drangs längerfristig keine Haare ausreißen könnten. Die meisten Betroffenen haben bereits Situationen erlebt, in denen sie versucht haben, dem Drang zum Haareausreißen zu widerstehen (z. B. aufgrund sozialer Kontextbedingungen, wie die Beobachtung durch andere), und haben dabei eine deutliche Span-

nungszunahme (z. B. in Form zunehmender Unruhe, Anspannung oder Frustration) beobachten können. Andere Betroffene können sich eine solche Situation zumindest lebhaft vorstellen und für den konkreten Fall einen entsprechenden Spannungsbogen antizipieren.

Über die Introspektionsfähigkeit hinaus kann Scham die Betroffenen davon abhalten, sich selbst und anderen einzugestehen, dass während oder nach dem Haareausreißen so etwas wie „Genuss" oder „Befriedigung" empfunden wird. Hier ist eine enttabuisierende und entpathologisierende Haltung des Diagnostikers hilfreich. Zum einen bieten sich alternative Formulierungen wie „nachlassende Anspannung" bzw. „Entspannung" an, die mit weniger Scham verbunden sind. Zum anderen sind Hinweise darauf, dass viele Menschen durch ähnliche Verhaltensweisen (wie z. B. Nägelkauen) eine Form der Entspannung erfahren, hilfreich (vgl. dazu die ethologische Perspektive zu Übersprungshandlungen in Kapitel 2.1).

Merke:

Eine Trichotillomanie-Diagnose sollte nicht allein aus dem Grund abgelehnt werden, dass Betroffene im diagnostischen Erstgespräch nicht den für Impulskontrollstörungen definierten Spannungsbogen berichten (können). Vorausgesetzt dass alle anderen Störungskriterien erfüllt sind, sollte in diesen Fällen vorerst trotzdem die Verdachtsdiagnose „Trichotillomanie" gestellt werden. Mit Hilfe von Beobachtungsprotokollen und Aufmerksamkeitstraining (vgl. Kapitel 4.1.2 sowie Anhang, S. 108) bleibt dann in den folgenden Sitzungen abzuklären, ob zunehmende Spannung vorher und Erleichterung nach dem Haareausreißen im individuellen Fall zu beobachten sind (vgl. auch Karte „Exploration der Konsequenzen des Haareausreißens" im Anhang des Buches).

Berücksichtigung wesentlicher DSM-IV-Kriterien

Über die Diagnosekriterien der ICD-10 hinaus sollten Leidensdruck und funktionale Beeinträchtigung durch das Haareausreißen (entsprechend der DSM-IV-Kriterien) abgeklärt werden, da diese als Voraussetzung für eine ausreichende Therapiemotivation zur konsequenten Bearbeitung des unwiderstehlichen Drangs anzusehen sind (vgl. Kapitel 1.3 und Kapitel 4.1.1). Außerdem sollte jegliche Primärerkrankung, die dem Haareausreißen zugrunde liegt oder die das Haareausreißen besser erklären könnte, ausgeschlossen werden – also nicht nur wie in der ICD-10 explizit gefordert eine vorbestehende Hautentzündung, zugrunde liegender Wahn/Halluzinationen und Bewegungsstereotypie mit Haarezupfen. Liegt eine andere Primärerkrankung vor, so ist diese zunächst zu behandeln. Bei Fortbestehen des Haareausreißens trotz erfolgreicher Behandlung der Primärerkrankung oder aber bei nicht behandelbarer Primärerkrankung kann eine Trichotillomanie-Behandlung angezeigt sein.

3.2 Erfassung des Schweregrades

Multimethodale Erfassung von Symptomatik und Schweregrad

Untersuchungen haben ergeben, dass eine multimethodale Diagnostik bei Trichotillomanie die zuverlässigste Einschätzung des aktuellen Status als auch des Verlaufs verspricht (Diefenbach et al., 2005). Ratsam sind eine Kombination aus Selbstbeurteilungsinstrumenten und Therapeuteneinschätzungen sowie eine möglichst objektive Erfassung des Haarverlusts.

Eine multimethodale Diagnostik des Schweregrades einer Trichotillomanie umfasst:

- Selbstbeobachtung und -rating.
- Therapeuteneinschätzung.
- Ggf. zusätzliche Fremdeinschätzung durch Nahestehende.
- Objektive Erfassung des Haarverlusts.

Selbstbeurteilung

Selbstbeobachtung

Die Selbstbeobachtung sollte auf der Basis von Tagesprotokollen (vgl. Abb. 4 und Vorlage im Anhang, S. 108) erfolgen, mit denen u. a. Informationen über die Menge der ausgerissenen Haare, die Anzahl der Episoden pro Tag, die Häufigkeit des Impulses zum Haareausreißen sowie die aufgewendete Zeit für das Haareausreißen und das Kaschieren erhoben werden können. Es ist zu bedenken, dass sich jede Form der Selbstbeobachtung eines unerwünschten Verhaltens in der Regel reduzierend auf dessen Frequenz auswirkt (v. a. durch Aufmerksamkeitslenkung, aber auch durch Bestrafung im lerntheoretischen Sinn, da Protokollierung der ausgerissenen Haare und Offenlegung vor dem Therapeuten in der Regel aversiv erlebt werden). Eine solche Reduktion ist aus therapeutischer Sicht zweifellos wünschenswert und sollte unbedingt genutzt werden. Aus diagnostischer Sicht ist diese Interferenz allerdings unvorteilhaft. Eine unverzerrte Erhebung des „Status vor Therapiebeginn" hinsichtlich Frequenz und Ausmaß des Haareausreißens ist damit kaum möglich. Eine retrospektive Einschätzung des „Pre-treatment"-Status durch die Betroffenen ist aber gleichermaßen Verzerrungen unterworfen.

Selbstrating

Zur Selbsteinschätzung des Schweregrades der Trichotillomanie bietet sich die Massachusetts General Hospital (MGH) Hairpulling Scale an, die in Kapitel 1.8 bereits vorgestellt wurde und im Anhang (vgl. S. 105) in ihrer deutschen Übersetzung abgedruckt ist. Diese störungsspezifische Skala ist zügig zu beantworten (in max. 5 Minuten) und eignet sich damit

Beobachtungsprotokoll zum Haareausreißen	
Wochentag/Datum	Freitag, 13. 03. 08
Beginn der Episode (Uhrzeit)	19:15
Ende der Episode (Uhrzeit)	19:32
Ort	Sofa
Begleitende Tätigkeit	telefonieren
Stärke des Drangs (0–10)*	8
Bewusstseinsgrad (0–10)*	10
Vorausgehende Gefühle	Wut, Enttäuschung
Vorausgehende Gedanken	Ich muss zur Ruhe kommen, sonst platze ich!
Körperliche Empfindungen	Kribbeln am rechten Ohr, Muskelanspannung
Wille zu widerstehen (0–10)*	4
Eingesetzte Strategie(n)	Auf die rechte Hand gesetzt
Wie hilfreich war(en) die Strategie(n)? (0–10)*	6 (ohne die Strategie hätte ich mehr gerissen)
Zahl ausgerissener Haare	17
Betroffene Körperstelle(n)	hinter dem rechten Ohr und rechte Schläfe
Kommentare/ besondere Beobachtungen	Unangenehmes Telefongespräch, ich hab mich vorher schon aufgeregt

Anmerkung: * 0 = minimal; 10 = maximal

Abbildung 4: Auszug aus Beobachtungsprotokoll – Beispiel für das Ausfüllen des Protokolls

auch für eine hochfrequente Verlaufsmessung (z. B. jeweils vor Beginn oder im Anschluss an eine Therapiesitzung). Nach einer einfachen Berechnung des Summenwertes können dann auch Veränderungen im Therapieverlauf (z. B. in einem Zeitdiagramm) anschaulich gemacht werden, was auch zur Aufrechterhaltung der Motivation eingesetzt werden kann. Die Beantwortung der Items ist einfach genug, um die Skala auch in der Arbeit mit jugendlichen Betroffenen zu nutzen. Für das erstmalige Ausfüllen des Fragebogens ist eine Unterstützung durch den Therapeuten anzuraten, da Durchschnittswerte für die letzte Woche angegeben werden sollen.

Fremdbeurteilung

Therapeuteneinschätzung

Die Psychiatric Institute Trichotillomania Scale (PITS) wurde ebenfalls in Kapitel 1.7 bereits vorgestellt. Dieses halbstrukturierte, störungsspezifische Interview ist relativ komplex und bietet sich für eine Prä-Post-Messung des Trichotillomanie-Schweregrades an. Die begleitenden Instruktionen zur PITS geben klare Handlungsanweisungen, auch dazu, wie die Befragung mit Respekt für das heikle Thema und die Scham der Betroffenen durchgeführt werden sollte. Eine Einarbeitung in das Interview von Seiten des Diagnostikers bzw. Therapeuten ist vor der ersten Anwendung im klinischen Kontext notwendig.

Zusätzliche Fremdeinschätzung durch Nahestehende

Bei Betroffenen, die selbst keine zuverlässige Auskunft geben können (z. B. Kinder oder Betroffene mit automatisiertem Haareausreißen), ist eine zusätzliche Einschätzung des Haareausreißens durch enge Bezugspersonen (Eltern oder Partner) anzuraten, auch wenn diese Ratings nur begrenzte Aussagekraft besitzen (keine umfassende Beobachtung der Betroffenen möglich, subjektive Verzerrungen). An dieser Stelle ist auch noch einmal darauf hinzuweisen, dass soziale Beobachtung in der Regel eine hemmende Bedingung für das Haareausreißen darstellt (vgl. Kapitel 1.1.1). Durch Fremdbeobachtung und -ratings ist damit keine realitätsgetreue Einschätzung des Haareausreißens zu erwarten. Dennoch ist sie in den o. g. Fällen von wichtigem Nutzen für die Diagnostik (und weitere therapeutische Arbeit).

Merke:

Es sollte darauf geachtet werden, dass eine Beobachtung und Einschätzung des Haareausreißens durch Andere keine interpersonellen Spannungen bedingt oder verstärkt.

Instruktion der Nahestehenden

Betroffene und Angehörige müssen zunächst über Sinn und Nutzen einer Fremdeinschätzung bzw. -beobachtung aufgeklärt werden (vgl. Kapitel 4.1.2 zum Aufmerksamkeitstraining). Fremdbeobachtungen sollten nur im Einverständnis mit den Betroffenen durchgeführt werden. Es sind klare, verbindliche Regeln für die Fremdbeobachtung aufzustellen, wie z. B. durch wen die Beobachtung erfolgen soll, in welchen Situationen Beobachtung stattfinden bzw. nicht stattfinden soll (Schutz der Privatsphäre) und welche Ziele mit der Beobachtung verfolgt werden (diagnostische Hilfestellung, keine Intervention!). Angehörige sollten in jedem Fall beachten, dass Beobachtungen aus diagnostischen und interpersonellen Gründen nicht gegenüber den Betroffenen kommentiert werden (z. B. „Du reißt schon wieder“ oder „Heute hast du schon dreimal gerissen“). Dies erweist sich für die Angehörigen oftmals als schwere, aber umso bedeutsamere Übung, da Hinweise auf das problematische Verhalten bzw. Ermahnungen oftmals den gemeinsamen Alltag prägen. Es ist für Betroffene und Angehörige eine wichtige Information und Erfahrung, dass durch Kommentare zum Haareausreißen (seien sie noch so gut gemeint) die soziale Beziehung zwischen beiden erheblich belastet und damit die Wahrscheinlichkeit des Haareausreißens erhöht statt reduziert werden kann. Die Beobachtungen sind von den Angehörigen sachlich zu notieren (z. B. in Form eines Tagesprotokolls), und werden später im gemeinsamen Gespräch mit dem Betroffenen und Therapeuten ausgewertet.

Merke:

Neben dem diagnostischen Aspekt dient die gemeinsame Auswertung der Beobachtungsergebnisse auch dem therapeutisch angeleiteten Austausch zwischen Betroffenen und Angehörigen über das Thema Haareausreißen. Aufgabe des Therapeuten ist dabei vor allem die Enttabuisierung des Themas und die Anleitung zur angemessenen Kommunikation (z. B. ohne Schuldzuweisungen und Überfürsorge).

Fremdbeobachtungen können darüber hinaus den Vorteil haben, dass Angehörige aktiv in einen Teilaspekt der therapeutischen Arbeit eingebunden werden und dadurch ein besseres Verständnis für Trichotillomanie als psychische Störung und für die Betroffenen gewinnen können.

Objektive Erfassung des Haarverlusts

Vermessung oder Fotografie

Zur möglichst objektiven Erfassung des Haarverluststatus und seiner Veränderung im Therapieverlauf stehen verschiedene Methoden zur Verfügung. Die kahlen oder deutlich ausgelichteten Stellen bzw. die Haarlänge in betroffenen Körperregionen können mit Hilfe eines Lineals oder Maßbandes vermessen werden. Aktuelle Größe und Umriss der kahlen bzw. deutlich ausgelichteten Stellen lassen sich auch ganz simpel durch das Auflegen einer transparenten Folie und Nachfahren der Umrisse mit einem Stift festhalten. Auch Fotos oder Videoaufnahmen können der Dokumentation des Haarverlusts dienen. Bei dieser Methode ist im Rahmen der Veränderungsdiagnostik allerdings auf eine Standardisierung von Blickwinkel und Abstand zu achten, um eine direkte Vergleichbarkeit zu ermöglichen.

Auch ohne Standardisierung können Fotos des Haarverlusts und seiner Veränderung im Zeitverlauf für Diagnostik und Therapie von Nutzen sein. Es besteht die Möglichkeit die Fotos hinsichtlich der sozialen Akzeptanz bzw. der Natürlichkeit des Haarwuchses (z. B. von unabhängigen Beobachtern) raten zu lassen. Der Haarverlust kann außerdem im Zeitverlauf von Betroffenen, Therapeuten und/oder Nahestehenden hinsichtlich Status und Veränderung geratet werden (z. B. Statusrating mit siebenstufiger

Skala von „1 = kein Hinweis auf Haarverlust“ bis „7 = große kahle Stellen, die nur schwer zu verdecken sind“). Für solche Ratings sind gute Interrater-Reliabilitäten (r = .87) berichtet worden (Tolin, Franklin, Diefenbach & Gross, 2002). Diese Maßnahmen können auch zur Unterstützung der Motivation genutzt werden.

Merke:

Es kann sinnvoll sein, Teile der störungsspezifischen Diagnostik (wie z. B. das Ansehen und die Beurteilung von kahlen Stellen, die aufwendig kaschiert sind) zunächst zurückzustellen bis eine ausreichend tragfähige therapeutische Beziehung aufgebaut werden konnte. Hier ist eine sensible Abwägung zwischen Enttabuisierung und Respekt der Intimsphäre der Betroffenen notwendig. In einigen Fällen kann eine objektive Erfassung des Haarverlusts durch den Therapeuten nicht vertretbar oder unangemessen erscheinen. Dies ist der Fall, wenn beispielsweise Scham- oder Anushaare ausgerissen werden oder wenn eine Aufhebung der Kaschierung des Haarverlusts bzw. die anschließende Wiederherstellung der Kaschierung im Therapiesetting nicht möglich oder zumutbar erscheint. In solchen Fällen kann die objektive Erfassung des Haarverlusts durch den Betroffenen selbst erfolgen.

Haare sammeln

Alternativ bzw. zusätzlich können die Betroffenen dazu angeleitet werden, die ausgerissenen Haare zu sammeln, z. B. in Briefumschlägen, auf denen Tag und Zeitpunkt des Ausreißens notiert werden, um eine objektive Information über und einen visuellen Eindruck von der Anzahl der ausgerissenen Haare pro Tag und Episode zu erhalten. Betroffene, die die Angewohnheit haben, Haare nach dem Ausreißen durchzubeißen oder zu verschlucken, und sich nicht in der Lage sehen, darauf zu verzichten, könnten z. B. stellvertretend für jedes ausgerissene Haar ein Streichholz durchbrechen und in einer Streichholzschachtel sammeln, auf der wiederum Tag und Zeitpunkt der Episode festgehalten werden.

3.3 Funktionale Verhaltensanalyse

Individuelle Lernbedingungen

Darüber hinaus ist eine sorgfältige funktionale Verhaltensanalyse (mit genauer Erfassung der Auslösebedingungen, Verhaltensmerkmale und Konsequenzen) sowie eine biografische Anamnese erforderlich, um ein stimmiges individuelles Störungsmodell zusammenstellen und konkrete Ansatzpunkte für Interventionen sowie geeignete Behandlungsstrategien ableiten zu können (vgl. die drei Karten zur Exploration der Bedingungen, der Verhaltensmerkmale und der Konsequenzen des Haareausreißens im Anhang des Buches). Dabei ist auf Seiten des Diagnostikers eine gute Kenntnis der

Vielzahl phänomenologischer Ausprägungsmöglichkeiten einer Trichotillomanie unerlässlich. Vor allem Personen mit stark automatisierten Verhaltensweisen benötigen eine besondere Hilfestellung bei der Erfassung der wesentlichen Störungsmerkmale, die in diesen Fällen außerhalb des Wahrnehmungsfokus der Betroffenen liegen. Auch besonders schambesetzte Aspekte, wie z. B. das Ausreißen von Anushaaren oder das Verschlucken der ausgerissenen Haare, sollten vom Diagnostiker direkt erfragt und damit enttabuisiert werden (vgl. Kapitel 4.1.1).

Fallbeispiel für eine Verhaltensanalyse am Beispiel einer konkreten Episode des Haareausreißens (vgl. auch das Fallbeispiel in Kapitel 5):

Situation: Donnerstagabend gegen 18:00 Uhr. Die Patientin kommt nach einem anstrengenden Arbeitstag nach Hause. Sie sorgt sich nach einem Gespräch mit ihrem Vorgesetzten um die Zukunft ihres Arbeitsplatzes und fühlt sich unter großem Leistungsdruck. Die Patientin geht ins Wohnzimmer, schaltet den Fernseher ein und legt sich auf die Couch. Sie verspürt ein leichtes Kribbeln auf der Haut rund um die rechte Augenbraue.

Reaktion: Mit den Fingerspitzen der rechten Hand streicht sich die Patientin über die rechte Augenbraue und bürstet diese mehrmals gegen den Strich. Nach einiger Zeit wählt sie ein Haar aus, dass sie mit Daumen und Mittelfinger herauszupft. Sie empfindet einen kurzen Schmerzreiz. Gedanke: „Das brauche ich jetzt, um runter zu kommen!" Sie schaut sich das ausgerissene Haar genau an und reibt es zwischen den Fingern. Insgeheim wünscht sie sich dabei, dass sich die Probleme am Arbeitsplatz in Luft auflösen. Anschließend nimmt sie das ausgerissene Haar in den Mund und kaut darauf herum bis es sich zerkaut anfühlt. Dann schluckt sie das Haar herunter. Anschließend streicht sie sich erneut über ihre rechte Augenbraue, reißt nach einiger Zeit ein weiteres Haar aus usw. Verbunden mit einem Trancegefühl setzt eine zunehmende Entspannung ein.

Konsequenzen: Die Patientin verbringt insgesamt eine gute Stunde mit dem Haareausreißen und damit assoziierten Aktivitäten zur Stimulierung. Zwischenzeitlich will sie sich zwingen aufzuhören, schafft es aber erst als der Drang nachgelassen hat. Sie fühlt sich schlecht und hat Angst, dass anderen die fehlenden Augenbrauen auffallen könnten. Gedanken: „Ich sehe bestimmt unmöglich aus! Die anderen halten mich doch für komplett verrückt! Wer soll mich denn so noch ernst nehmen?" Die Patientin befürchtet, dass hinter ihrem Rücken über sie geredet werden könnte. Insgesamt schämt sie sich zunehmend für die kahlen Stellen und die mangelnde Fähigkeit zur Kontrolle dieses „verrückten" Verhaltens. Sie verwendet viel Zeit auf die Kaschierung ihres Haarverlusts mit Hilfe von Make-up. Außerdem schränkt sie zunehmend wichtige Aktivitäten ein. So hat sie seit Jahren keinen Augenarzt mehr aufgesucht – trotz vermehrter Augenreizungen infolge des Haareausreißens sowie zunehmender Sehschwierigkeiten bei nächtlichen Autofahrten, die unabhängig von der Trichotillomanie bestehen. Sie vermeidet es, fotografiert zu werden und weicht direkten Blickkontakten aus. Obwohl sie sich nach einem Partner sehnt, unternimmt sie selbst keine Schritte in diese Richtung und vermeidet Flirts bzw. Rendezvous aus Scham und Angst vor Entdeckung.

4 Behandlung

Die (kognitive) Verhaltenstherapie ist die bislang einzige Psychotherapiemethode, deren Wirksamkeit bei Trichotillomanie empirisch nachgewiesen wurde (vgl. Kapitel 4.3). Struktur und Inhalte einer kognitiven Verhaltenstherapie der Trichotillomanie werden im Folgenden vorgestellt.

4.1 Darstellung der Therapiephasen und -methoden

Das grundsätzliche Vorgehen bei einer kognitiv-verhaltenstherapeutischen Behandlung der Trichotillomanie kann grob in vier Phasen eingeteilt werden.

Therapiephasen in der kognitiven Verhaltentherapie für Trichotillomanie:

1. Therapievorbereitung.
2. Aufbau von Verhaltenskontrolle in konkreten Situationen.
3. Bearbeitung grundlegender Bedingungen.
4. Rückfallprophylaxe.

In der Praxis werden die genannten Therapiephasen einander überlappen bzw. fließend ineinander übergehen. Die zeitliche Abfolge der vorgestellten Interventionen kann in Abhängigkeit von den individuellen Bedürfnissen der Betroffenen und komorbiden psychischen Störungen variieren (z. B. sollten bei komorbider Depression der Aufbau von positiven Aktivitäten und kognitive Therapiemethoden, die hier in Therapiephase 3 vorgestellt werden, den Maßnahmen zum Aufbau von Verhaltenskontrolle vorgezogen werden). Das im Folgenden vorgestellte Therapiemodell ist aber in seiner groben Struktur für die meisten Behandlungsfälle geeignet.

4.1.1 Therapievorbereitung

Die Phase der Therapievorbereitung umfasst folgende Therapieelemente:
1. Beziehungsaufbau. 2. Psychoedukation. 3. Diagnostik. 4. Motivationsklärung und -aufbau. 5. Erarbeitung eines individuellen Störungsmodells. 6. Ableitung therapeutischer Interventionen. 7. Vermittlung des Therapiekonzepts.

Beziehungsaufbau

Vertrauensvolle Beziehung als Grundvoraussetzung

Bestandteil der ersten Therapiephase ist der Aufbau einer tragfähigen, vertrauensvollen Therapeut-Patient-Beziehung. Generell sind dabei die therapeutischen Basisvariablen „Empathie“, „Wertschätzung“ und „Echtheit“ von Bedeutung. Über die allgemeine Bedeutung der Variablen hinaus beinhaltet das im speziellen Fall einer Trichotillomanie-Behandlung Folgendes:

Therapeutische Basisvariablen spezifiziert für die Trichotillomanie-Behandlung:
Empathie: • Mit den Betroffenen sensibel, einfühlsam und unterstützend über die schambesetzte Problematik sprechen. • Als Therapeut das Haareausreißen der Betroffenen als logisch nachvollziehbare Konsequenz der individuellen, vorausgehenden und aufrechterhaltenden Lern- und Lebensbedingungen begreifen. • Die dem Haareausreißen innewohnende Lust/Befriedigung bzw. sein Spannungsreduktionspotenzial anerkennen. • Verständnis für die ambivalente Veränderungsmotivation der Betroffenen entwickeln.

Wertschätzung:
- Wertschätzung des Veränderungswillens der Betroffenen angesichts der unmittelbar verstärkenden Konsequenzen des Problemverhaltens.
- Wertschätzung der Anstrengungen der Betroffenen im Prozess der Verhaltensänderung.

Echtheit und Transparenz:
- Auch die positiven Konsequenzen des Haareausreißens thematisieren.
- Auch die negativen Konsequenzen einer Verhaltensänderung für die Betroffenen klarstellen.
- Therapeutische Möglichkeiten und Grenzen realistisch vermitteln.
- Die ambivalente Motivationslage der Betroffenen zum Thema machen.

Ein gutes Störungswissen und -verständnis ist damit bereits für den Aufbau einer erfolgreichen Therapiebeziehung unverzichtbar. Im Fall der Trichotillomanie ist dieses Störungswissen auf Seiten von Medizinern und Psychologen im Vorfeld der Therapie oftmals nicht ausreichend vorhanden. Kooperierende Kollegen sollten deshalb vom Therapeuten ausreichend über das Störungsbild informiert werden, z. B. mit Hilfe einer Informationsbroschüre (z. B. frei verfügbare deutsche Übersetzung des „Clinician Guide" der amerikanischen Selbsthilfevereinigung Trichotillomania Learning Center, TLC: http://www.trich.org/articles/ttm_treatment_in_adults_trans_german.html).

Psychoedukation

Betroffene wissen oft zu wenig über Trichotillomanie

Der Aufklärung über das Störungsbild kommt in der Behandlung der Trichotillomanie insofern eine besondere Bedeutung zu, als dass (v. a. nicht englischsprechenden) Betroffenen und Angehörigen bis dato noch unzureichend Möglichkeiten zur Verfügung stehen, sich über die Erkrankung selbst zu informieren. Im Gegensatz zu vielen anderen psychischen Störungen ist Trichotillomanie – abgesehen von vereinzelten Medienberichten – bislang kaum Thema in der Öffentlichkeit und Literatur. Für viele Betroffene sind bereits Jahre vergangen, ehe sie die Störungswertigkeit ihres Verhaltens erkannt haben bzw. diese von Fachleuten erkannt worden ist. Die Information, dass diese Störung einen Namen hat und es weitere Betroffene gibt, stellt für viele Patienten bereits eine erhebliche Entlastung dar.

Die Betroffenen sollten über die geschätzte Prävalenzrate und bisherige Erkenntnisse zu epidemiologischen Daten (z. B. Geschlechterverteilung, Ersterkrankungsalter, familiäre Häufung), Phänomenologie, mögliche Erklärungsfaktoren sowie Verlauf und Prognose der Trichotillomanie informiert werden. Außerdem sollten ihnen die Möglichkeiten einer therapeutischen Behandlung aufgezeigt werden, und damit ihre Zuversicht und

Motivation hinsichtlich einer Verhaltensänderung aufgebaut bzw. gestärkt werden. Die bereits genannte deutsche Übersetzung der Informationsbroschüre für Therapeuten des Trichotillomania Learning Center (TLC) bietet sich auch zur Aufklärung von Patienten an. Zusätzlich sind Hinweise auf informative Webseiten hilfreich, die oftmals von Betroffenen betrieben werden und Angebote für Selbsthilfegruppen und Informationsaustausch unter Betroffenen anbieten (vgl. Anhang, S. 104).

Diagnostik

Zusätzlich zu den in Kapitel 1.8 und Kapitel 3 aufgeführten Informationen und Hinweisen zur Diagnostik der Trichotillomanie lässt sich hinsichtlich der Therapiegestaltung Folgendes ergänzen bzw. noch einmal hervorheben. Ähnlich wie bei vielen anderen Störungsbildern, so ist auch hier eine *unterstützende* diagnostische Befragung bzw. Untersuchung für die Betroffenen anzustreben.

Merke:

Therapeuten sollten in der Diagnostik Sensibilität und Verständnis für die Scham der Betroffenen zeigen, gleichzeitig aber auch Modell sein für ein offenes Ansprechen heikler Störungsaspekte.

Entlastung durch aktives Nachfragen

Besonders schambesetzte Aspekte der Trichotillomanie können im Gespräch vom Therapeuten vorweggenommen und so enttabuisiert werden. So wirken z. B. Hinweise darauf, dass häufiger (auch) Schamhaare ausgerissen werden, oder dass die meisten Betroffenen zusätzlich stimulierende Tätigkeiten ausführen – wie etwa das Durchbeißen oder Verschlucken der Haare – entlastend und erleichtern den Betroffenen das Eingeständnis eigener schambesetzter Störungsaspekte. Solche Informationen können also gut als Sprungbrett für diagnostische Fragen zu heiklen Aspekten des Störungsbildes genutzt werden, wie z. B. „Vielen Betroffenen bereitet das Haareausreißen Lust oder Entspannung. Diese Patienten berichten, dass sie unter den negativen Folgen, wie dem Haarverlust, leiden. Wenn es diese negativen Konsequenzen allerdings nicht gäbe, dann würden sie sich öfter einmal ‚ein Haar gönnen'. Geht es Ihnen auch so oder so ähnlich? Was finden Sie am Haareausreißen besonders angenehm oder entspannend?".

Während des ersten Therapieabschnitts (möglichst bereits in der ersten oder zweiten Sitzung) sollte den Betroffenen außerdem der Nutzen von Selbstbeobachtungsprotokollen für die Diagnostik und Therapie der Trichotillomanie erläutert und das Führen von Tagesprotokollen eingeführt werden (vgl. Kapitel 3.2, Kapitel 4.1.2 zum Aufmerksamkeitstraining und Anhang, S. 108).

Motivationsklärung/-aufbau

Veränderungsmotivation naturgemäß ambivalent

Der Motivationsklärung und dem Aufbau von Motivation kommt in der psychotherapeutischen Behandlung von Trichotillomanie ein besonderer Stellenwert zu. Da verstärkende Konsequenzen des Haareausreißens unmittelbar wirksam werden bzw. das Verhalten quasi automatisiert auftritt und spürbare negative Konsequenzen erst zeitverzögert auftreten, ist die Veränderungsmotivation der Betroffenen in der Regel ambivalent und unbeständig.

Merke:

Außerhalb der individuellen Auslösesituationen, also in aller Regel auch während der Therapiesitzungen, ist bei den Betroffenen meist eine Ablehnung des Problemverhaltens vorherrschend. Während konkreter Auslösesituationen sind den Betroffenen allerdings die Vorteile bzw. der Reiz des Haareausreißens deutlich näher als seine langfristig negativen Konsequenzen, was den Widerstand gegen das Haareausreißen bzw. die Veränderungsmotivation zu diesem entscheidenden Zeitpunkt beeinträchtigt.

Zur Therapievorbereitung und Motivationsklärung ist eine Aufstellung von individuellen Pro- und Contra-Argumenten für eine Verhaltensänderung zu empfehlen (siehe Beispiel in Tab. 10). Hier sollte den Betroffenen auch der Zeitrahmen, in dem die verschiedenen Argumente zum Tragen kommen (kurz- vs. langfristige Perspektive), verdeutlicht werden.

Tabelle 10: Beispiel für eine Pro-Contra-Übersicht von Trichotillomanie-Betroffenen

	Argumente für eine Verhaltensänderung (PRO)	**Argumente gegen eine Verhaltensänderung (CONTRA)**
kurzfristig	– ich werde mich besser fühlen, weil ich endlich etwas gegen das Haareausreißen tue	– Veränderung/Therapie ist: • anstrengend • zeitaufwändig • frustrierend – ich werde Anspannung aushalten müssen
langfristig	– mehr Zeit für andere Dinge – endlich wieder eine „richtige" Frisur – mehr Sicherheit und Selbstvertrauen im Umgang mit anderen – keine Lügen mehr – wieder unbeschwert schwimmen gehen	– das Haareausreißen wird mir fehlen, weil • es angenehm ist • schnell Erleichterung verschafft • als Hilfestrategie immer verfügbar ist

Den Betroffenen sind die negativen Konsequenzen des Haareausreißens, die für eine Verhaltensänderung sprechen (PRO-Argumente), meist sehr präsent (wenn auch möglicherweise nicht in ihrer gesamte Bandbreite bzw. Reichweite). Es ist ratsam, in der Pro-Contra-Übersicht nicht einfach die individuellen negativen Konsequenzen des Haareausreißens aufzulisten, die durch eine Verhaltensänderung reduziert werden, sondern stattdessen konkrete positive Verhaltensziele zu formulieren, die durch eine Verhaltensänderung erreicht werden können. So kann beispielsweise die angestrebte Frisur bzw. äußerliche Veränderung oder der erwünschte Ausbau von Freizeitaktivitäten und sozialen Beziehungen konkretisiert werden.

Deutlich schwerer fällt in aller Regel die Benennung der positiven, aufrechterhaltenden Konsequenzen des Haareausreißens, also der Kosten einer angestrebten Verhaltensänderung (CONTRA-Argumente). Sie sind den Betroffenen oft deutlich weniger präsent oder aufgrund von Scham schwerer zu benennen. Hier ist wiederum eine enttabuisierende Haltung des Therapeuten sinnvoll.

Merke:

Die Herausarbeitung der positiven Konsequenzen des Haareausreißens, die den Betroffenen oftmals eher vage spürbar als rational nachvollziehbar erscheinen, ist für das eigene Verständnis der Problematik von großer Bedeutung und damit Voraussetzung für den Abbau von Selbstablehnung und den Aufbau eines positiven, akzeptierenden Selbstbildes.

Vermittlung realistischer Erwartungen an Therapie und Verlauf

Außerdem ist die Vermittlung einer realistischen Sichtweise hinsichtlich des Veränderungsprozesses und seiner emotionalen, motivationalen und zeitlichen Kosten wichtig. Die Betroffenen sollten während der Therapievorbereitung erfahren, dass Trichotillomanie grundsätzlich behandelbar ist. Selbst in schweren Fällen ist zumindest eine deutliche Reduktion des Haareausreißens und der Aufbau einer verbesserten Selbstkontrolle möglich. Es sollte aber auch deutlich gemacht werden, dass die angestrebte Verhaltensänderung eine *konsequente* (Mit-)Arbeit des Patienten erfordert. Vor allem zu Beginn der Therapie muss damit gerechnet werden, dass unangenehme innere Zustände häufiger auftreten und ausgehalten werden müssen. Motivation muss über einen langen Zeitraum aufgebracht werden: für den Widerstand gegen das Problemverhalten und für den Aufbau funktionalen Alternativverhaltens. Eine Verhaltensänderung erfordert Zeit und Geduld, wobei der benötigte emotionale und motivationale Energie- und Zeitaufwand mit zunehmender Abstinenz geringer werden sollte. Das Wissen über diese Therapieaussichten und -kosten sind Vorraussetzung für ein aufgeklärtes Einverständnis der Betroffenen in die Therapie und eine langfristige (intrinsisch) motivierte Mitarbeit, die für eine erfolgreiche Verhaltensänderung erforderlich sind.

Erarbeitung eines individuellen Störungsmodells

Bestandteil der Therapievorbereitung ist auch die Entwicklung eines individuellen Störungsmodells. Das in Kapitel 2 vorgestellte biopsychosoziale Erklärungsmodell von Franklin et al. (2006) eignet sich zur allgemeinen Psychoedukation der Betroffenen. Als konkretes Arbeitsmodell für die therapeutische Arbeit erscheint es allerdings zu komplex. Als Alternative wird ein einfaches Teufelskreismodell vorgeschlagen, an dem sich die Aufrechterhaltung der Störung basierend auf lerntheoretischen Überlegungen leicht nachvollziehen lässt (vgl. Abb. 5).

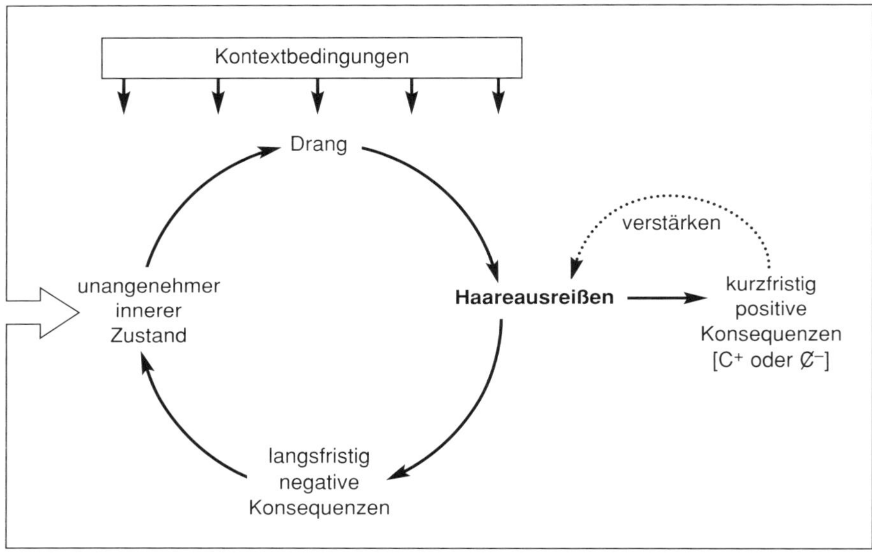

Abbildung 5: TTM-Teufelskreismodell – Erklärungsmodell zur Aufrechterhaltung der Trichotillomanie

Merke:

Das Teufelskreismodell ist folgendermaßen zu lesen. Ausgehend von einem „unangenehmen inneren Zustand" wächst ein subjektiv unwiderstehlicher „Drang" zum Haareausreißen, der wiederum die Auftretenswahrscheinlichkeit des „Haareausreißens" erhöht. „Kontextbedingungen" können dabei Einfluss auf den wahrgenommen inneren Zustand, den Drang und das Haareausreißen nehmen. Dem Haareausreißen folgen unmittelbar „positive Konsequenzen" (sowohl in Form eines positiven Zugewinns als auch in Form der Verminderung von Negativem möglich). Diese besitzen verstärkenden Charakter, d. h. sie steigern die Auftretenswahrscheinlichkeit des Haareausreißens. Langfristig treten zusätzlich „negative Konsequenzen" auf, die die Auftretenswahrscheinlichkeit eines unangenehmen inneren Zustands erhöhen und damit den Teufelskreis Trichotillomanie schließen.

Veranschaulichung des individuellen Teufelskreises

Jedes der Elemente des vorgeschlagenen Teufelskreismodells kann durch persönliche Beispiele aus der Verhaltensanalyse der Betroffenen konkretisiert und so individualisiert werden. So können z. B. die typischen auslösenden inneren Zustände (z. B. Juckreiz) und Kontextbedingungen (z. B. vor dem Spiegel) der Betroffenen sowie individuelle Konsequenzen (z. B. kurzfristig: Lustgewinn, langfristig: Verzicht auf das Hobby Schwimmen etc.) eingefügt werden.

Einbeziehung von biografischen Besonderheiten

Es ist von Vorteil, das individuelle Störungsmodell mit der Methode des geleiteten Entdeckens (Hoyer & Wittchen, 2006) gemeinsam mit den Betroffenen zu entwickeln bzw. von ihnen entwickeln zu lassen, was nach der Verhaltensanalyse basierend auf individuellen Beobachtungsprotokollen gut möglich sein sollte. Zusätzlich zum Teufelskreismodell sollten mögliche individuelle Entstehungsbedingungen erarbeitet bzw. diskutiert werden, so etwa vorausgehende Lernerfahrungen, mögliche biologische Prädispositionen und spezielle biografische Hintergründe bzw. Stressoren. Hier bietet es sich an, auf bisherige Forschungshypothesen und -befunde zurückzugreifen, wie es anhand des Modells von Franklin et al. (2006) in Kapitel 2 dargestellt wurde.

Entscheidend ist an dieser Stelle, bei den Betroffenen ein Verständnis für die eigene Entwicklung und Aufrechterhaltung der Trichotillomanie aufzubauen. Ein rationales Nachvollziehen der persönlichen Lerngeschichte und der individuellen Vorbedingungen für die entwickelte psychische Störung bietet in der Regel eine deutliche Entlastung von Scham- und Schuldgefühlen und ist Vorraussetzung für die erfolgreiche Ableitung und Anwendung therapeutischer Strategien. Aus dem Teufelskreismodell lässt sich ebenfalls ableiten, dass grundsätzlich die Möglichkeit zur Verhaltensänderung besteht, was wiederum die Zuversicht und Motivation der Betroffenen bzgl. der angestrebten Veränderung unterstützt.

Ableitung therapeutischer Interventionen

Ansatzpunkte für therapeutische Interventionen

Aus dem erarbeiteten individuellen Störungsmodell werden gemeinsam mit den Betroffenen therapeutische Ansatzpunkte und Interventionsmöglichkeiten für den persönlichen Fall abgeleitet. Diese können wiederum mit Hilfe des Teufelskreismodells veranschaulicht werden (vgl. Abb. 6).

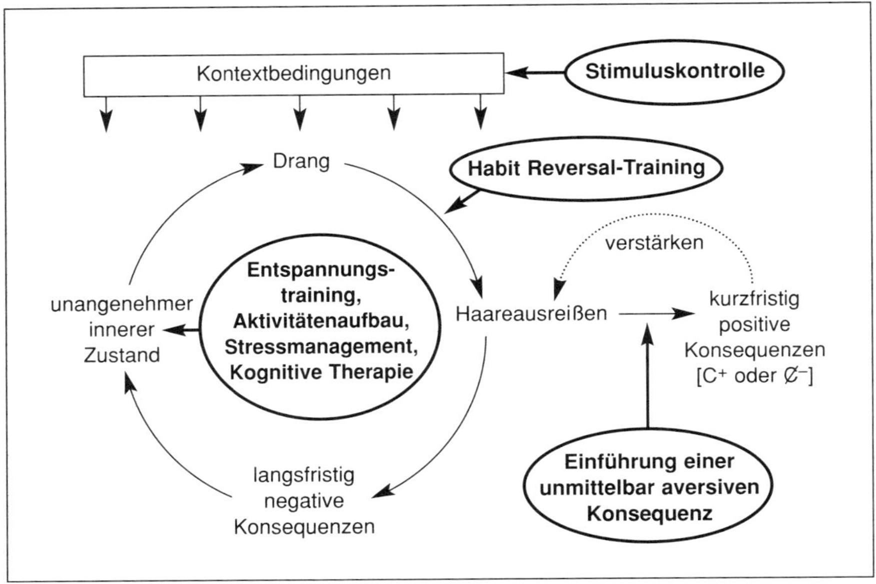

Abbildung 6: TTM-Teufelskreismodell – Ansatzpunkte für kognitiv-verhaltenstherapeutische Interventionen

Mindestens vier mögliche Ansatzpunkte für therapeutische Interventionen lassen sich aus dem Teufelskreismodell ableiten:

1. *Die kurzfristigen Konsequenzen des Haareausreißens.* Mit der Einführung von Tagesprotokollen oder anderen Methoden zur Erfassung des Haareausreißens (wie z. B. das Sammeln der ausgerissenen Haare, vgl. Kapitel 3.2) ist oftmals bereits eine Reduzierung des Problemverhaltens eingetreten. Diese diagnostische Intervention, die man auch als „Einführung einer unmittelbar aversiven Konsequenz" und damit als therapeutische Intervention auffassen kann, schwächt die verstärkende Wirkung der kurzfristig positiven Konsequenzen des Haareausreißens. An dieser Stelle setzt auch ein Aversionstraining an (vgl. Kapitel 4.1.2).
2. *Der unangenehme innere Zustand.* Der unangenehme innere Zustand kann u. a. durch Entspannungstraining, Aufbau positiver Aktivitäten, Stressmanagement und kognitive Therapie günstig beeinflusst werden (vgl. Kapitel 4.1.3).
3. *Die Verknüpfung zwischen Drang und Haareausreißen.* Um die Verknüpfung zwischen Drang und Haareausreißen zu schwächen, wird der Einsatz von alternativen, sogenannten konkurrierenden Handlungen im Habit Reversal-Training vermittelt (vgl. Kapitel 4.1.2).

4. *Die Kontextbedingungen.* Außerdem können therapeutische Interventionen an den Kontextbedingungen ansetzen, die den inneren Zustand, den Drang bzw. das Haareausreißen ungünstig beeinflussen: die sogenannte Stimuluskontrolltechnik (vgl. Kapitel 4.1.2).

Auch bei der Ableitung von therapeutischen Interventionen bietet sich die Methode des geleiteten Entdeckens an. Betroffene können dazu angeleitet werden, mögliche Ansatzpunkte zur Unterbrechung des Teufelskreises zu suchen (z. B. die Verbesserung des unangenehmen inneren Zustands). Unter Hilfestellung durch den Therapeuten ist es ihnen in der Regel auch gut möglich, in einem Brainstorming erste Ideen für therapeutische Maßnahmen zu generieren bzw. diese aus ihren bisherigen Lebenserfahrungen und auf Grundlage der bisherigen Selbstbeobachtung abzuleiten (z. B. das gezielte Herstellen von Kontextbedingungen, die protektiven Charakter besitzen = Stimuluskontrolle).

Vermittlung des Therapiekonzepts

Hinsichtlich des grundsätzlichen therapeutischen Konzepts und der Rollenverteilung innerhalb einer kognitiven Verhaltenstherapie der Trichotillomanie sollten den Betroffenen noch einmal zusammenfassend folgende Informationen vermittelt werden, die sich aus dem individuellen Störungsmodell und der allgemeinen Psychoedukation (u. a. dem biopsychosozialen Modell von Franklin et al., 2006) ergeben.

Merke:

Die Betroffenen tragen nicht die „Schuld" für ihre Erkrankung. Der Entstehung und Aufrechterhaltung des repetitiven Haarausreißens liegen menschliche, rational nachvollziehbare Bedingungen zu Grunde. Eine Veränderung des Problemverhaltens ist grundsätzlich durch die Veränderung aufrechterhaltender Bedingungen möglich. Eine Verhaltensänderung liegt in der „Verantwortung" der Betroffenen. Sie entscheiden selbst über das Ausmaß der angestrebten Verhaltensänderung (völlige Abstinenz oder kontrolliertes Reißen) sowie über ihre Dauerhaftigkeit. Die Aufgabe des Therapeuten ist es, die Betroffenen in *ihrer Arbeit* zum Erreichen des selbst gesteckten Ziels anzuleiten und zu unterstützen. Der Therapeut ist nicht in der Lage, den Betroffenen ihre Arbeit abzunehmen.

Aufgeklärtes Einverständnis in die Therapie

Den Betroffenen sollte eine „Bedenkzeit" verordnet werden, in der sie noch einmal eigenständig alle gemeinsam erarbeiteten Pro- und Contra-Argumente einer Verhaltensänderung gegeneinander abwägen und das aufgestellte individuelle Erklärungsmodell sowie das vorgestellte Therapiekonzept auf Plausibilität überprüfen. Auf dieser Grundlage sollen die

Betroffenen eine möglichst freie und reiflich überlegte Entscheidung für die therapeutische Zusammenarbeit treffen, die für die Erreichung des Therapieziels, d. h. eine erfolgreiche, dauerhafte Verhaltensänderung bei vorliegender ambivalenter Motivationslage, notwendig erscheint.

4.1.2 Aufbau von Verhaltenskontrolle

In einer zweiten Therapiephase steht der Aufbau von Verhaltenskontrolle im Vordergrund.

Therapiebausteine zum Aufbau von Verhaltenskontrolle in konkreten Situationen:
• Aufmerksamkeitstraining. • Habit Reversal-Training. • Stimuluskontrolle. • Weitere mögliche Strategien zum Aufbau von Verhaltenskontrolle. • Modifizierung der Selbstbeobachtung, Aufrechterhaltung der Motivation, Auffangen von Rückschlägen und Anleitung zum Selbstmanagement.

Aufmerksamkeitstraining

Betroffene müssen ihr Problemverhalten im Detail kennen

Dem Aufmerksamkeitstraining kommt innerhalb des Veränderungsprozesses eine große Bedeutung zu – dies gilt insbesondere, aber nicht nur bei stark automatisiertem Haareausreißen. Ziel ist es, die Betroffenen zu Experten ihres eigenen Problemverhaltens und dessen Bedingungen zu machen und damit den Grundstein für eine erfolgreiche Verhaltensänderung zu legen. In einigen Fällen führt bereits das Aufmerksamkeitstraining zu einer bedeutsamen Symptomreduktion, die ohne den Einsatz zusätzlicher Strategien allerdings meist nicht von langfristiger Dauer ist.

Zur Vorbereitung des Aufbaus von Verhaltenskontrolle werden die bisherigen Informationen aus Diagnostik und Selbstbeobachtung ausgewertet. Die Aufmerksamkeit konzentriert sich in dieser Therapiephase auf die Bedingungen, die dem Haarausreißen unmittelbar vorausgehen und die sich damit für eine Vorhersage des Verhaltens eignen. Die Selbstbeobachtungsprotokolle sollten während dieser Phase dem aktuellen Aufmerksamkeitsfokus angepasst werden und der Erfassung von vorausgehenden Bedingungen (internal und external) den größten Raum geben. Zusätzlich können gezielte Aufmerksamkeitsübungen zu den spezifischen Empfindungen, die den Drang zum Haareausreißen kennzeichnen, durchgeführt werden.

Beispiele für Fragestellungen zur Verbesserung der Wahrnehmung des Drangs zum Haareausreißen:

- Wie fühlt sich der Drang zum Haareausreißen genau an?
- Was sind die ersten Anzeichen? Woran erkenne ich den Drang zum Haareausreißen?
- In welchen Körperregionen wird der Drang spürbar?
- Fühlt sich der Drang zum Haareausreißen immer gleich an oder verändert er sich in Abhängigkeit von der Situation/im Zeitverlauf?
- Was unterscheidet einen schwachen, kontrollierbaren Drang von einem unwiderstehlichen Drang zum Haareausreißen?

Identifizierung von Frühwarnanzeichen und Risikosituationen

Anhand der Beobachtungsprotokolle werden gemeinsam mit den Betroffenen individuelle Risikosituationen und Frühwarnsignale für das Problemverhalten herausgearbeitet. Die Betroffenen sollen dabei erkennen, dass das Haareausreißen in aller Regel nicht aus heiterem Himmel auftritt, sondern sich anhand von spezifischen, inneren und äußeren Bedingungen vorhersagen lässt. Diese individuellen Gesetzmäßigkeiten des Haareausreißens gilt es kennen zu lernen.

Risikosituationen lassen sich in der Regel durch bestimmte situative Kontexte definieren (z. B. allein im Zimmer sein, mit jemandem gestritten haben, auf dem Sofa fernsehen, am Schreibtisch arbeiten, sich abends fürs Bett fertig machen). Als Frühwarnsignale kommen ganz allgemein in Betracht: Körperempfindungen (z. B. Kribbeln, Juckreiz, Muskelspannung), Emotionen (negativer und positiver Valenz), Gedanken, Verhaltensweisen und Körperhaltungen, die dem Haareausreißen häufig vorausgehen bzw. beim Haareausreißen eingenommen werden. Es lassen sich außerdem in vielen Fällen typische Verhaltensketten nachvollziehen, die dem Haareausreißen vorausgehen bzw. im Haareausreißen münden. Auch diese sollten für den individuellen Fall herausgearbeitet werden, da sie eine besonders frühe Vorhersage des Problemverhaltens ermöglichen und damit besonders günstige Ansatzpunkte für die nachfolgenden Kontrollstrategien bieten.

Identifizierung von Verhaltensketten

Beispiel für eine Verhaltenskette, die im Haareausreißen mündet:

1. Nach einem harten Arbeitstag heimkommen,
2. ins Wohnzimmer gehen,
3. sich in die rechte Sofaecke setzen,
4. den Fernseher einschalten,
5. Kopf auf die rechte Hand stützen,
6. mit den Fingern über die Kopfhaut fahren,
7. ein Haar fühlen, das „anders“ ist,

8. das Haar von den anderen isolieren,
9. das Haar um den Zeigefinger wickeln,
10. das Haar ausreißen.

Es bietet sich an, die Betroffenen Listen mit den herausgearbeiteten individuellen Risikosituationen und Frühwarnsignalen anfertigen zu lassen, um ihr Wissen (z. B. durch regelmäßiges Lesen und Ergänzen) zu festigen und ihre Achtsamkeit dafür zu schärfen. Die Betroffenen sollten die Listen im Verlauf der Therapie hinsichtlich neuer Erkenntnisse bzw. Veränderungen in individuellen Auslösebedingungen aktualisieren. An Orten, an denen das Haareausreißen häufig auftritt, können kleine Erinnerungszettel oder Symbole angebracht werden, um die Achtsamkeit der Betroffenen für erste Anzeichen des Haareausreißens in diesen Situationen besonders zu fördern.

Verbesserte Vorhersage des Problemverhaltens

Durch das Aufmerksamkeitstraining werden die Betroffenen darin geschult, das Haareausreißen frühzeitig zu bemerken. Im Idealfall sollen sie bereits typische Vorläufer des Problemverhaltens bewusst wahrnehmen (z. B. erste Glieder einer Verhaltenskette), spätestens aber die konkrete Initiierung des Haareausreißens (z. B. rechte Hand geht zum Hinterkopf) bemerken.

Merke:

Noch schwerer als dem anfänglichen Drang zum Haareausreißen zu widerstehen, erscheint vielen Betroffenen, eine bereits begonnene Episode des Haareausreißens aktiv zu unterbrechen. Der Einsatz von Kontrollstrategien bei ersten Frühwarnsignalen für das Haareausreißen bzw. von vorbeugenden Maßnahmen in Risikosituationen erscheint deshalb Erfolg versprechender als die Erarbeitung von Abbruchstrategien während einer Episode.

Habit Reversal-Training

Das Habit Reversal-Training (HRT, Azrin, Nunn & Frantz, 1980) wird oft als Methode der Wahl zur Reduzierung repetitiven Haareausreißens bezeichnet. Das HRT ist ursprünglich als psychotherapeutische Intervention für Ticstörungen und das Tourette Syndrom entwickelt worden. Später wurde der Anwendungsbereich allgemeiner auf dysfunktionale, repetitive Verhaltensweisen (z. B. pathologisches Nägelkauen) erweitert. In der Literatur variiert die Anzahl und Bedeutung der HRT-Komponenten.

Baer (2007) stellt in dem bislang einzigen deutschsprachigen Buchkapitel zur Trichotillomanie-Behandlung folgende HRT-Bausteine vor:

HRT-Bausteine zur Trichotillomanie-Behandlung:

- Aufmerksamkeitstraining.
- Erlernen einer konkurrierenden Handlung.
- Entspannungstraining.
- Systematische Verstärkung (Kontingenzmanagement).
- Generalisierungstraining.

Einsatz einer Handlung, die das Problemverhalten unmöglich macht

Die sog. konkurrierende Handlung (engl.: competing response) ist zweifellos der zentrale Baustein der HRT-Methode. Hier lernen die Betroffenen bei ersten Frühwarnanzeichen eine Bewegung auszuführen bzw. eine Körperhaltung einzunehmen, die mit dem Problemverhalten unvereinbar ist. Bei der ursprünglichen Variante für Ticstörungen werden dazu Muskelgruppen angespannt, die der jeweiligen Ticbewegung entgegensetzt sind (so kann z. B. als Intervention gegen einen motorischen Tic mit Kopfrucken das Kinn auf das Brustbein gelegt und die Nackenmuskulatur angespannt werden).

Merke:

Beim Haareausreißen hat sich das Ballen der Hände zu Fäusten unter Anspannung der Hand-, Unter- und Oberarmmuskulatur als sinnvolle konkurrierende Handlung bewährt. Dabei werden die Fäuste vor dem Bauch geballt (bei etwa rechtwinkliger Beugung von Unter- zu Oberarm, die beiden Fäuste berühren sich bzw. können zusätzlich gegeneinander gepresst werden).

Die Übung wird so lange durchgeführt bis der Drang in der konkreten Situation nachgelassen hat. Die Muskelspannung sollte dabei einige Minuten gehalten werden. Bei anhaltendem Drang reihen sich mehrere Minuten-Intervalle mit zwischenzeitlichen kurzen Muskellockerungen aneinander.

Alternativen, die weniger auffällig sind

Für Problemsituationen, in denen eine weniger auffällige Anwendung der konkurrierenden Handlung erforderlich ist (z. B. in der Öffentlichkeit oder während der Arbeitszeit), können Abwandlungen der o. g. Übung erarbeitet werden.

Konkrete Beispiele für unauffällige konkurrierende Handlungen:

- Die Hände in den Jacken- bzw. Hosentaschen ballen.
- Arme verschränken (unter Muskelspannung, evtl. auch mit geballten Fäusten).
- Hände (kräftig, mit Muskelanspannung) falten.
- Buch/Stift/Armlehnen fest umschließen.

Als konkurrierende Handlung geeignet sind allgemein solche Handlungen, in denen die Hände und Unterarme unter Muskelspannung gesetzt werden, womit das gleichzeitige Ausreißen von Haaren unmöglich wird und ein Abbau des Drangs zum Haareausreißen durch die Muskelanspannung im Wechsel mit kurzen Lockerungsphasen erreicht werden kann. Außerdem sollte die konkurrierende Handlung selbstverständlich sowohl allgemein sozial akzeptiert sein als auch speziell den Betroffenen annehmbar erscheinen.

Aufbau von Muskulatur für den aktiven Widerstand

An den ersten Tagen der Einübung einer konkurrierenden Handlung kann sich Muskelkater einstellen, der jedoch mit zunehmendem Training durch die Stärkung der involvierten Muskulatur zurückgeht. Bezogen auf den ursprünglichen Anwendungsbereich des HRT bei Ticstörungen ist u. a. der Aufbau von Muskulatur als Wirkmechanismus angeführt worden. Durch das Problemverhalten komme es im Laufe der Zeit zu einer einseitigen Stärkung der involvierten Muskulatur, so die Hypothese. Das HRT unterstütze aktiv den Aufbau der antagonistischen Muskulatur und damit die Fähigkeit dem Problemverhalten aktiv zu widerstehen.

Konkrete Umsetzung des HRT

Einführung und Implementierung einer konkurrierenden Handlung. Als Einstieg in diesen Therapiebaustein wird den Betroffenen das Rational des HRT erläutert. Wichtig ist hier der Hinweis, dass für den Erfolg der konkurrierenden Handlung ihre konsequente Anwendung sowie Ausdauer entscheidend sind. Eine realistische Erwartungshaltung hilft die individuellen Fortschritte angemessen wertzuschätzen und die notwendige Motivation aufrechtzuerhalten. Als nächstes wird eine konkurrierende Handlung festgelegt, ihre korrekte Anwendung besprochen und in „Trockenübungen" während der Therapiesitzung eingeübt. Die Betroffenen sollen diese konkurrierende Handlung mehrmals täglich zu festgelegten Zeiten vor dem Spiegel üben, um eine problemlose (oder auch zunehmend unauffällige) Anwendung bei tatsächlichem Bedarf zu gewährleisten. Außerdem wird eine erste spezifische Risikosituation ausgewählt (wie z. B. auf dem Sofa fernsehen), in der die Betroffenen die konkurrierende Handlung ab sofort konsequent und so frühzeitig wie möglich als Reaktion auf einen Drang zum Haareausreißen einsetzen sollen. Die individuellen Frühwarnanzeichen für das Haareausreißen bzw. einen entsprechenden Drang werden dafür noch einmal rekapituliert. Das Anbringen von speziellen Hinweisreizen in der ausgewählten Risikosituation (z. B. ein Klebezettel am Fernseher/Sofa oder ein Aufkleber auf der Fernbedienung, evtl. mit einer abgebildeten Faust) kann die rechtzeitige und konsequente Ausübung der konkurrierenden Handlung unterstützen. Jede Anwendung der konkurrierenden Handlung sollte von nun an im Selbstbeobachtungsprotokoll notiert werden.

Merke:

Es ist anfänglich hilfreich eine „Vorher-Während-Nachher"-Regel aufzustellen. Diese Regel besagt Folgendes: Die Betroffenen sollen die konkurrierende Handlung möglichst frühzeitig, d. h. bereits bei ersten Frühwarnsignalen, also vor dem Haareausreißen bzw. stattdessen anwenden („Vorher"-Bedingung). Das wird ihnen insbesondere zu Beginn des Trainings nicht immer gelingen, da die Aufmerksamkeit für Frühwarnanzeichen noch nicht so gut ausgebildet ist und das Haareausreißen möglicherweise noch stark automatisiert auftritt. Falls die Anwendung „vorher" nicht gelungen sein sollte, sind die Betroffenen aufgefordert, die begonnene Episode des Haareausreißens nach Möglichkeit durch den Einsatz der konkurrierenden Handlung zu unterbrechen („Während"-Bedingung). Falls dies auch nicht gelingen sollte, muss die konkurrierende Handlung unmittelbar nach dem Haareausreißen ausgeführt werden („Nachher"-Bedingung). Damit kann sich die konkurrierende Handlung in jedem Fall im Verhaltensrepertoire der Betroffenen als Reaktion auf einen Drang zum Haareausreißen etablieren. Die konkurrierende Handlung erfüllt in der „Nachher"-Bedingung außerdem eine aversive (bestrafende) Funktion. Mit der Zeit sollte die Anzahl der konkurrierenden Handlungen „nachher" deutlich zurückgehen, zu Gunsten von konkurrierenden Handlungen „vorher", d. h. die konkurrierende Handlung wird zunehmend anstelle des Haareausreißens durchgeführt.

Das Aufmerksamkeitstraining für Risikosituationen und Frühwarnanzeichen stellt neben der Einführung einer konkurrierenden Handlung die wesentlichste Komponente des HRT dar, da es Voraussetzung für die gezielte, frühzeitige Anwendung der konkurrierenden Handlung ist (vgl. den entsprechenden Punkt zu Beginn dieses Kapitels).

Ein Entspannungstraining, z. B. einfache Atementspannungsübungen (Baer, 2007), progressive Muskelentspannung oder autogenes Training (Ruhl, Hach & Wittchen, 2006), soll allgemein die Bewältigung des Drangs zum Haareausreißen unterstützen bzw. die Auftretenswahrscheinlichkeit des Drangs reduzieren. Dieser Therapiebaustein unterstützt auch die Bearbeitung grundlegender Bedingungen des Haareausreißens (vgl. Kapitel 4.1.3).

Gezielter Einsatz von Belohnungen

Verstärkerpläne helfen die Motivation zur konsequenten Anwendung der konkurrierenden Handlung aufzubringen und aufrechtzuerhalten.

Merke:

Systematische Verstärkung ist bei Trichotillomanie von besonderer Bedeutung, da die natürlichen, positiven Konsequenzen der Verhaltensänderung (wie z. B. der Haarwuchs) erst zeitverzögert wirksam werden.

Die Ausarbeitung eines individuellen Verstärkerplans ist damit ebenfalls wesentlicher Bestandteil des HRT. Eine Verstärkung sollte zunächst immer erfolgen, wenn die konkurrierende Handlung (korrekt) eingesetzt wurde, d. h. unabhängig davon, ob sie vor, während oder nach dem Haareausreißen ausgeführt wurde, und damit auch unabhängig von ihrem Erfolg („just do it“).

Mit der Zeit sollte der Verstärkerplan an die Fortschritte der Betroffenen angepasst werden. Es werden dann z. B.

1. schrittweise nur noch konkurrierende Handlungen „vorher“ bzw. „während“ des Haareausreißens belohnt,
2. intermittierenden Verstärkerpläne eingeführt,
3. externe Verstärker schrittweise reduziert und der Fokus zunehmend auf intrinsische Verstärker (wie z. B. den Haarwuchs) verlagert.

Generalisierung

Im Generalisierungstraining wird der Einsatz der konkurrierenden Handlung schrittweise auf alle relevanten Auslösesituationen ausgeweitet. Dabei ist darauf zu achten, dass Fortschritte in einzelnen Auslösesituationen ausreichend gefestigt erscheinen, bevor die Anwendung der konkurrierenden Handlung auf zusätzliche Situationen ausgeweitet wird, um die Betroffenen nicht zu überfordern und ihnen unnötige Frustration und Misserfolgserlebnisse zu ersparen.

Merke:

Eine konsequente Anwendung der konkurrierenden Handlung in ausgewählten Risikosituationen ist einer inkonsequenten Anwendung in allen relevanten Auslösesituationen vorzuziehen.

Stimuluskontrolle

Gezielte Veränderung der Kontextbedingungen

Neben dem Aufmerksamkeitstraining und dem Habit Reversal-Training leisten Stimuluskontrolltechniken (Hautzinger, 2008b) einen wichtigen Beitrag zum Aufbau von Verhaltenskontrolle in konkreten Situationen. Allgemein ausgedrückt werden bei dieser Strategie die Kontextbedingungen des Problemverhaltens gezielt manipuliert, so dass die Aufmerksamkeit für das Verhalten gefördert und die Ausübung des Verhaltens erschwert bzw. der Widerstand gegen das Verhalten unterstützt wird. Ganz generell kann Stimuluskontrolle umgesetzt werden, indem die Situation, in der der Drang zum Haareausreißen auftritt, verlassen wird oder indem die Situationskomponenten, die für das Haareausreißen wesentlich sind, gezielt verändert werden. Manche Betroffene schneiden sich z. B. die Haare extrem kurz bzw. rasieren sich die betroffenen Körperstellen, um nicht reißen zu können (nicht mit Trichotemnomanie zu verwechseln, vgl. Kapitel 1.2 und Kapitel 1.6). Weitere konkrete Beispiele für Stimuluskontrolltechniken beim Haareausreißen sind in Tabelle 11 aufgeführt.

Tabelle 11: Beispiele für Stimuluskontrolltechniken in Abhängigkeit von konkreten Triggern und der Phänomenologie des Haareausreißens

Trigger	Verhaltensmerkmal	Stimuluskontrolltechnik
	Ausreißen der Kopfhaare	Kopfbedeckung tragen (Kopftuch, Mütze etc.)
Haare berühren (taktiler Trigger)	Haare werden mit den Fingern ausgerissen	Handschuhe tragen, Fingerspitzen umpflastern/eincremen
	Haare werden mit Hilfe der Fingernägel ausgerissen	Fingernägel länger oder kürzer tragen
	Ausreißen mit Hilfe einer Pinzette, Handspiegel etc.	Hilfsmittel wegschließen bzw. aus der Handtasche/dem Badezimmer/dem Haus entfernen
Haare betrachten (visueller Trigger), vor dem Spiegel (z. B. im Bad oder Schlafzimmer)	Auswahl von Haaren mit einer bestimmten Haarfarbe o. a. visuellem Charakteristikum	Spiegel abhängen, Vergrößerungs-/Kosmetikspiegel entfernen, Licht dämpfen
Tätigkeiten ohne Beschäftigung der Hände (z. B. warten, fernsehen, einschlafen)		Hände beschäftigt halten (z. B. durch Handarbeit), Hände in die Hosentasche stecken, auf die Hände setzen oder legen
unbeobachtete Momente		Zimmertür zu anderen Personen offen stehen lassen, sich in Gemeinschaftsräume begeben/dort aufhalten
Tätigkeit an einem bestimmten Ort (z. B. auf dem Sofa fernsehen)		Tätigkeit an einem anderen Ort ausüben (z. B. beim Fernsehen auf einem Stuhl statt auf dem Sofa sitzen)
Haareausreißen eingebettet in eine Verhaltenskette		Abfolge von Tätigkeiten absichtlich variieren (z. B. Abendroutine verändern)

Kreative Strategien für den individuellen Fall

Die große inter- und intraindividuelle Variabilität in der Phänomenologie des Haareausreißens muss bei der Entwicklung und Auswahl von Stimuluskontrolltechniken berücksichtigt werden. Die Effektivität einer Stimuluskontrolltechnik hängt entscheidend von der jeweils vorliegenden Auslösesituation sowie von den individuellen Verhaltensmerkmalen des Haareausreißens ab (z. B. ob Kopfhaare oder Wimpern/Augenbrauen gerissen werden). Der therapeutische Einsatz von Stimuluskontrolle erfordert deshalb in besonderem Maße Kreativität und eine gute Anpassung der Methode an die individuelle Phänomenologie des Haareausreißens.

Konkrete Umsetzung von Stimuluskontrolle

Einführung und Implementierung der Stimuluskontrolle. Folgendes allgemeines Vorgehen bietet sich zum Aufbau und zur Etablierung von Stimuluskontrollstrategien an: Zunächst wird den Betroffenen die grundsätzliche Idee der Stimuluskontrolle erläutert. Wie bereits im Kapitel 4.1.1 beschrieben, kann der konkrete Ansatzpunkt dieser Methode im Teufelskreismodell und damit seine Wirkweise durch geleitetes Entdecken von den Betroffenen selbst nachvollzogen werden, was sich positiv auf die Motivation für die Anwendung dieser Technik auswirken sollte. Als nächstes werden in einem Brainstorming mit den Betroffenen so viele Ideen für Stimuluskontrolltechniken zum Haareausreißen wie möglich generiert. Kreativität sollte dabei im Vordergrund stehen – Logik und Verstand bleiben zunächst außen vor. Erst im nächsten Schritt wird aus den generierten, unzensierten Vorschlägen eine Liste Erfolg versprechender Varianten zusammengestellt.

Aus der erarbeiteten Liste wird die zunächst aussichtsreichste Variante für den individuellen Fall ausgewählt. Die korrekte Anwendung dieser Stimuluskontrolltechnik wird während der Therapiesitzung besprochen bzw. in „Trockenübungen" durchgespielt, um das richtige Verständnis der Betroffenen sicherzustellen. Es schließt sich eine Erprobungsphase an, während derer die Betroffenen die ausgewählte Stimuluskontrolltechnik in realen Risikosituationen ausprobieren. Der effektive Einsatz einer Stimuluskontrolltechnik kann unter Umständen etwas Übung bzw. Experimentieren erfordern. Praktikable Lösungen für die konkrete Umsetzung von Stimuluskontrolltechniken können oftmals am besten durch „Versuch und Irrtum" gefunden werden.

Beispiele für konkrete Fragen, die sich in der Erprobung einer Stimuluskontrollstrategie ergeben können:

- Wie muss das Kopftuch geknotet werden, damit es beim Arbeiten nicht verrutscht?
- Welche Pflaster halten am besten und stören möglichst wenig bei der Ausübung erwünschter Tätigkeiten?
- Welche Handschuhe haben den höchsten Tragekomfort?
- Welche Handcreme macht die Hände ölig genug, um die Haare nicht mehr gut greifen, aber trotzdem noch effektiv am Computer arbeiten zu können?
- In welchen Situationen reicht eine Kopfbedeckung zur Stimuluskontrolle aus und unter welchen Umständen muss ich zusätzlich die Tür offen stehen lassen bzw. in einem öffentlichen Raum arbeiten?

Für die Erprobungsphase sollte deshalb ausreichend Zeit eingeplant werden, in jedem Fall mindestens eine Woche. Basierend auf den Informationen aus der Erprobungsphase wird dann die Effektivität der ausgewählten Maßnahme evaluiert. Falls sich die erprobte Technik als nicht effektiv bzw. nicht ausreichend effektiv erwiesen haben sollte, wird die nächstbeste Variante aus der erarbeiteten Liste der Stimuluskontrolltechniken ausgewählt und entsprechend dem zuvor beschriebenen Vorgehen erprobt und evaluiert. Diese Schritte werden wiederholt bis ausreichend effektive Stimuluskontrolltechniken identifiziert werden konnten, deren Wirksamkeit durchaus situationsspezifisch sein kann.

Aufgabe der Betroffenen ist es nun, die bewährten Stimuluskontrolletechniken in den jeweiligen Risikosituationen anzuwenden. Anfänglich ist, wie beim HRT, eine Eingrenzung auf einen bestimmten Risikosituationstyp sinnvoll (z. B. Stimuluskontrolle zunächst nur beim Fernsehen). Im Generalisierungstraining kommt es später zu einer schrittweisen Ausweitung auf alle relevanten Risikosituationen. Jeder Einsatz von Stimuluskontrolltechniken sollte (genauso wie die konkurrierende Handlung im HRT) in den Selbstbeobachtungsprotokollen vermerkt und zur Unterstützung der Motivation in Verstärkerpläne eingebunden werden.

Weitere mögliche Strategien zum Aufbau von Verhaltenskontrolle

Eine Reihe weiterer Interventionsstrategien kann zusätzlich die Verhaltenskontrolle in konkreten Situationen unterstützen. Beispiele werden im Folgenden aufgeführt und kurz erläutert.

Weitere mögliche Strategien zum Aufbau von Verhaltenskontrolle in konkreten Situationen sind:

- Ablenkungsstrategien.
- Alternative Verhaltensweisen als Ersatz.
- Negative Practice-Training.
- Aversionstraining.
- Exposition mit Reaktionsverhinderung.

Ablenkungsstrategien

Ablenkungsstrategien stellen eine ganz simple (aber nicht unbedingt einfache) Methode zum Aufbau von Verhaltenskontrolle dar. Hier wird die Aufmerksamkeit in Momenten, in denen der Drang zum Haareausreißen auftritt, gezielt auf Dinge gelenkt, die nicht mit dem Haareausreißen assoziiert sind. Diese Strategie haben viele Betroffene bereits vor der Therapie selbstständig ausprobiert, um sich vom Haareausreißen abzuhalten – insgesamt meist mit unbefriedigendem Erfolg. Bei genauer Exploration und

Selbstbeobachtung lassen sich allerdings in der Regel bestimmte Situationen bzw. Bedingungen identifizieren, in denen das Haareausreißen tatsächlich mit Hilfe von Ablenkung unterlassen werden konnte. In der Therapie werden mit den Betroffenen zum einen funktionale Ablenkungsstrategien zusammengetragen. Zum anderen wird gemeinsam erarbeitet, in welchen Situationen Ablenkung eine durchaus effektive Strategie zur Bekämpfung des Haareausreißens sein kann bzw. in welchen Situationen diese Strategie keine ausreichende Aussicht auf Erfolg hat. Entsprechend wird ein differenzieller Einsatz dieser Bewältigungsstrategie trainiert.

Funktionale Alternativen zum unmittelbaren Spannungsabbau

Alternative Verhaltensweisen zum Spannungsabbau bzw. zur Stimulation sollten als Ersatz für das Haareausreißen ebenfalls erarbeitet werden. Wie bei der Stimuluskontrolle so ist auch bei dieser Interventionsmethode Kreativität und individuelle Anpassung gefragt. Nicht jede Alternative ist für jeden Betroffenen akzeptabel und wirkungsvoll. Darüber hinaus ist nicht jede Alternative in jeder Situation gleichermaßen anwendbar, so dass auch hier ein differenzieller Einsatz in Abhängigkeit von der jeweiligen Risikosituation ausgearbeitet werden muss.

Beispiele für alternative Verhaltensweisen als Ersatz für das Haareausreißen:

- Taktile Stimulierung mit weichen oder stark strukturierten Stoffe, Handschmeichler, Massageball oder einem sog. Koosh-Ball (ein Gummiball mit vielen Gummifransen, an denen man ziehen kann).
- Die vom Haareausreißen betroffenen Hautstellen massieren (z. B. mit einem Massageball oder durch kräftiges Bürsten; allerdings nicht mit den Fingern, da dies ein taktiler Auslösereiz für das Haareausreißen ist).
- Büroklammer verbiegen.
- Scharfes Bonbon lutschen oder Kaugummi kauen.
- Spazieren gehen.
- Ein Bad nehmen.

Negative Practice Training

Das Negative Practice-Training (dt.: negative Übung; Watson, Howell & Smith, 2006) stellt eine weitere mögliche Interventionsstrategie zum Aufbau von Verhaltenskontrolle dar. Dabei wird die typische Ausreißbewegung des Patienten in zahllosen Wiederholungen sozusagen trocken, d. h. ohne tatsächlich ein Haar auszureißen, ausgeführt. Eine genaue Selbstbeobachtung ist auch hier Voraussetzung für die erfolgreiche Anwendung dieser Technik. Alle Elemente der Ausreißbewegung sollten im Detail bekannt sein, um diese möglichst perfekt zu kopieren. Die Übung kann jeweils mit dem Ziehen am Haar beendet werden, so dass ein deutlich spürbarer, taktiler Reiz an der Hautstelle, von der die Haare typischerweise ausgerissen werden, spürbar ist. Die angenommenen Wirkmechanismen dieser Intervention sind zum einen Ermüdung und zum anderen eine erhöhte Aufmerksamkeit für das Initiieren der Ausreißbewegung. Die Einführung und Implementierung des Negative Practice-Trainings erfolgt entsprechend dem beschriebenen Vorgehen bei der konkurrierenden Handlung bzw. Stimuluskontrolltechnik.

Allgemeines Vorgehen zur Einführung und Implementierung einer neuen Strategie zum Aufbau von Verhaltenskontrolle:

- Erarbeitung (Brainstorming) möglicher Varianten für den individuellen Fall.
- Auswahl erfolgversprechender Varianten.
- Anwendung aussichtsreichster Variante einüben.
- Erprobung der ausgewählten Variante (mind. 1 Woche „Probezeit").
- Evaluation der Effektivität; falls nicht effektiv/nicht ausreichend: nächstbeste Variante erproben und evaluieren.
- Identifizierung erfolgreicher Varianten.
- Konsequente Anwendung und Verstärkung („Vor-Während-Nachher"-Regel).
- Schrittweise Generalisierung.

Aversionstraining

Das Aversionstraining sollte der Vollständigkeit halber ebenfalls Erwähnung finden. Wie bereits dargestellt können einzelne diagnostische Maßnahmen gleichzeitig eine aversive Intervention darstellen, da z. B. das Führen eines Selbstbeobachtungsprotokolls oder das Sammeln der ausgerissenen Haare sowohl Zeit in Anspruch nimmt als auch Schamgefühle hervorrufen kann. Als konkrete Methode eines Aversionstraining für Trichotillomanie findet sich in der Literatur (Überblick in Elliott & Fuqua, 2002) zum einen die selbst zugefügte, konsequente Bestrafung des Haareausreißens durch das Schnippen eines Gummibandes auf der Haut, was in manchen Fällen (vorübergehend) auch als Ersatz zum Haareausreißen eingesetzt wurde. Zum anderen ist auch das Auftragen einer Salbe, die die Schmerzwahrnehmung steigert, als aversiver Stimulus eingesetzt worden. Diese Salbe wird auf all diejenigen Hautstellen aufgetragen, von denen Haare ausgerissen werden. Durch die erhöhte Hautsensibilisierung folgt jedem ausgerissenen Haar eine unmittelbar spürbare, schmerzhafte aversive Konsequenz. Diese Intervention kann vermutlich insbesondere solchen Betroffenen helfen, die eine verminderte oder gar keine Schmerzwahrnehmung beim Haareausreißen berichten. Unklar bleibt, ob tatsächlich der aversive Charakter der Methode entscheidend ist, oder ob die Wirkung über eine Aufmerksamkeitserhöhung für das Haareausreißen erfolgt. Die Salbe kann deshalb auch in der Behandlung von Betroffenen mit automatisiertem Reißen, also ohne bewusste Wahrnehmung für die Initiierung des Haareausreißens, hilfreich eingesetzt werden.

Merke:

Insgesamt gilt beim Haareausreißen allerdings (wie auch generell bei der Veränderung unerwünschter Verhaltensweisen), dass Verstärkung gegenüber aversiven Methoden vorzuziehen ist.

Es ist zu bedenken, dass im Fall einer Trichotillomanie aversive Zustände den entscheidenden Trigger für das Haareausreißen darstellen. Deshalb sollten aversive Reize in der Therapie nur mit besonderer Vorsicht und sehr zurückhaltend eingesetzt werden. In Einzelfällen können aversive Maßnahmen in der Therapie durchaus sinnvoll sein. Sie sollten allerdings erst zum Einsatz kommen, wenn im individuellen Fall andere Methoden sorgsam erprobt wurden und sich als nicht ausreichend wirkungsvoll erwiesen haben.

Exposition mit Reaktionsverhinderung

Exposition mit Reaktionsverhinderung ist eine weitere Strategie, die manchmal zum Aufbau von Verhaltenskontrolle bei Trichotillomanie eingesetzt wird (in Anlehnung an die Therapie von Zwangsstörungen). Dabei wird in Expositionsübungen der Drang zum Haareausreißen gezielt hervorgerufen und nach Möglichkeit auf ein Maximum gesteigert, wobei das Haareausreißen als Reaktion verhindert wird. Im Gegensatz zur Stimuluskontrolle werden während der Exposition also nach Möglichkeit gezielt diejenigen Bedingungen hergestellt, die das Haareausreißen im individuellen Fall besonders wahrscheinlich machen bzw. einen maximalen Drang zum Haareausreißen hervorrufen. Die Betroffenen können bei einer Exposition mit Reaktionsverhinderung theoretisch die folgenden Erfahrungen machen: (a) dass sie dem Drang zum Haareausreißen standhalten können, ohne zu reißen (Selbstwirksamkeit) und (b) dass sich mit der Zeit auch ohne das Haareausreißen eine Regulierung der Spannung bzw. des unangenehmen Zustands einstellen kann (Habituation).

Voraussetzung für den Erfolg dieser Intervention ist, dass im individuellen Fall „experiential avoidance“ vorliegt (vgl. Kapitel 2.1), d. h. dass die Betroffenen unzureichend gelernt haben, *aushaltbare* unangenehme Zustände zu ertragen, und deshalb (pathologische) Strategien wie das Haareausreißen zur möglichst umgehenden Emotions- bzw. Spannungsregulierung einsetzen.

Merke:

Bei Betroffenen, bei denen ein Übermaß an Stress und Belastungen vorliegt, das durch das Haareausreißen dysfunktional reguliert wird, ist die Vermittlung alternativer (funktionaler) Methoden zur Stressbewältigung in konkreten Auslösesituationen (u. a. HRT und Stimuluskontrolltechniken) inhaltlich sinnvoller und Erfolg versprechender als auf das Wirkprinzip Habituation zu setzen. Diese Methoden sind deshalb im Regelfall in der Behandlung von Trichotillomanie einer Exposition und Reaktionsverhinderung vorzuziehen.

Speziell im Fall einer komorbiden Zwangsstörung oder bei Perfektionismus als wesentliches Motiv des Haareausreißens fällt die Bewertung des Nutzens und die Einschätzung der Erfolgaussichten von Expositionsübungen mit Reaktionsverhinderung als Strategie zum Aufbau von Verhaltenskontrolle positiver aus.

Modifizierung der Selbstbeobachtung, Aufrechterhaltung der Motivation, Auffangen von Rückschlägen und Anleitung zum Selbstmanagement

Zusätzlich zu den bereits aufgeführten Therapiebausteinen, die gezielt zum Aufbau von Verhaltenskontrolle in konkreten Situationen eingesetzt werden, sind weitere therapeutische Maßnahmen zu nennen, die während dieser Therapiephase quasi flankierend ablaufen und die erfolgreiche Umsetzung neuer Strategien unterstützen bzw. der Stabilisierung bisheriger Therapieerfolge dienen.

Fokus der Selbstbeobachtung verschieben

Der Fokus der Selbstbeobachtung sollte im Therapieverlauf verlagert werden (vgl. Tab. 12 in Kapitel 4.1.4). Die Aufmerksamkeit wird zunehmend weniger auf das Problemverhalten gelenkt, sondern stattdessen auf die neu aufzubauenden bzw. bereits aufgebauten Alternativverhaltensweisen (positive Blickrichtung, „Blick nach vorn"). Diese Maßnahme dient zum einen der effektiveren Umsetzung von Therapiemaßnahmen zur Verhaltensänderung, enthält aber zum anderen auch eine wichtige motivationsfördernde Komponente. Wie bereits erwähnt werden die Betroffenen jetzt für jede konsequente Anwendung einer konkurrierenden Handlung, Technik zur Stimuluskontrolle oder jeder anderen funktionalen Strategie zum Aufbau von Verhaltenskontrolle verstärkt. Entscheidend ist dabei allein das Bemühen der Betroffenen, nicht aber der Erfolg mit dem die Strategie eingesetzt wurde.

Motivation stützen

Zu Beginn der Trichotillomanie-Behandlung kommt es durch das Aufmerksamkeitstraining oftmals zu einer schnellen und enormen Reduktion des Haareausreißens. Zum Teil erleben die Betroffenen erstmals seit Bestehen der Problematik eine Phase völliger Abstinenz, die mehrere Wochen anhalten kann. Eine solche enorme Verbesserung löst bei Betroffenen in der Regel Euphorie aus und erweckt die Hoffnung, dass das Problem bereits gelöst sei. Der Therapeut sollte diese positive Stimmung als Motivationsschub nutzen, aber auch die realistische Perspektive einnehmen, dass an diesem Punkt die wirklich *harte Arbeit* einsetzt. Die Strategien zum Aufbau von Verhaltenskontrolle erfordern eine konsequente Anwendung, die mühsam und aufwändig ist. Deshalb sind zusätzlich zum Einsatz eines Verstärkerplans weitere flankierende Motivationsmaßnahmen notwendig, um die Betroffenen in ihrer konsequenten Therapiearbeit zu unterstützen.

Zu diesen flankierenden Motivationsmaßnahmen gehören u. a.:

1. Lob für jeden – noch so kleinen – Schritt in Richtung der angestrebten Verhaltensänderung (von Therapeutenseite, ggf. Einbindung von Nahestehenden).
2. Anleitung der Betroffenen zu Selbstlob, positiver Selbstinstruktion und Wertschätzung eigener Bemühungen, dabei gilt es auch den Betroffenen anstelle eines Ist-Soll-Vergleichs („Das war nur ein kleiner Schritt auf einem langen Weg") die Perspektive des persönlichen Fortschritts (frei nach Neil Armstrong: „Das ist vielleicht ein kleiner Schritt für die Menschheit, aber ein riesiger Schritt für mich als Mensch!") zu vermitteln.
3. Visualisierung positiver Ziele, die durch eine konsequente Verhaltensänderung erreicht werden können, z. B.
   - das Bild der Traumfrisur (etwa aus einer Frisurenzeitschrift oder ein persönliches Foto aus einer früheren Zeit ohne Haarverlust) aufhängen oder als Lesezeichen benutzen,
   - ein Bild oder Symbol für ein Hobby, das aufgrund des Haareausreißen nicht ausgeübt werden kann (z. B. Schwimmen), als Desktop-Hintergrund auf dem Computer einrichten,
   - eine Bildcollage zu den angestrebten positiven Aspekten eines Lebens ohne Trichotillomanie gestalten und zu Hause aufhängen.

Mit Rückschlägen konstruktiv umgehen

Aufgabe des Therapeuten ist es auch Rückschläge, die während der Therapie zu erwarten sind, aufzufangen und den Betroffenen eine realistische, konstruktive Sicht auf diese „Ausrutscher" zu vermitteln (vgl. auch Kapitel 4.1.4). Dabei ist ein ausgewogenes Maß wichtig, indem einerseits der Rückfall und seine Konsequenzen für die Betroffenen ernst genommen, andererseits aber auch dessen Reichweite und Bedeutung für die weitere Entwicklung der Betroffenen begrenzt werden.

Ein Therapeut könnte den Betroffenen beispielsweise folgende Sichtweise auf Rückschläge vermitteln:

„Ich verstehe, dass Sie entsetzt, enttäuscht und/oder verzweifelt sind, weil es nun doch wieder zum Haareausreißen gekommen ist, obwohl Sie so hart daran gearbeitet haben, Ihr Verhalten zu verändern. Das ist frustrierend, zumal Sie viele Haare verloren haben, die erst wieder nachwachsen müssen. Allerdings geht eine Verhaltensänderung oder der Aufbau einer neuen Verhaltensweise nie stetig voran, sondern beinhaltet immer ein gewisses Auf und Ab *(veranschaulicht durch eine Gerade versus Schlangenlinie mit Trend nach oben; evtl. verständlich nachzuvollziehen anhand eines konkreten Beispiels aus dem Leben der Betrof-*

fenen, z. B. Erlernen einer Fremdsprache, neuen Rechenart oder Sportart). Rückschläge gehören also zu jeder Entwicklung dazu und sind nicht etwa ein Indikator für eine schlechte Prognose (geschweige denn ein Hinweis darauf, dass Sie persönlich ein hoffnungsloser Fall wären!). Im Gegenteil, wie alles im Leben hat selbst so ein Rückschlag nicht nur schlechte Seiten. Er kann sogar einen Sinn bekommen, nämlich dann, wenn wir ihn als Gelegenheit nutzen, um daraus für die Zukunft zu lernen. Sie haben diese Strategie(n) in Ihrem persönlichen Alltag ausprobiert und sind dabei auf eine Schwachstelle gestoßen. Wir sollten uns jetzt Ihren Rückfall bzw. Ausrutscher ganz genau mit seinen Vorbedingungen ansehen, um die Strategie besser an Ihre individuelle Problematik und Ihren Alltag anzupassen. Damit sollten wir die hervorgetretene Schwachstelle für die Zukunft beheben oder doch zumindest verkleinern können."

Selbstmanagement fördern

Wie in der verhaltenstherapeutischen Behandlung psychischer Störungen insgesamt, so ist es auch bei Trichotillomanie für einen langfristigen Behandlungserfolg wichtig, den Grad der Selbstverantwortung und des Selbstmanagements der Betroffenen während der Therapie schrittweise zu steigern. Das bedeutet inhaltlich, dass die Betroffenen bereits erlernte therapeutische Methoden zunehmend selbstständig anwenden sollen und der Therapeut diesbezüglich mehr und mehr eine Supervisionsfunktion einnimmt.

Bezogen auf das hier vorgestellte Therapiemodell heißt das konkret, dass die Betroffenen die Selbstbeobachtung, die sie in der ersten Therapiephase erlernt haben, in Therapiephase 2 zunehmend in Eigenregie durchführen, auswerten und die wesentlichen Aspekte für den Therapeuten zusammenfassen. Das Therapeutenverhalten in der ersten Therapiephase dient den Betroffenen dabei als Modell, wie sie wesentliche Informationen aus ihrer Selbstbeobachtung identifizieren, sinnvoll zusammenfassen und daraus konkrete Schlussfolgerungen für das weitere Vorgehen ziehen können. Die Aufgabe des Therapeuten ist im weiteren Verlauf der Therapie zunehmend, die Kompetenzen und Selbstständigkeit der Betroffenen in dieser Hinsicht zu fördern und lediglich bei Bedarf korrigierend einzugreifen. Dies wirkt sich positiv auf die Selbstwirksamkeitsüberzeugung der Betroffenen und ihre Zuversicht in eine langfristig erfolgreiche Verhaltensänderung aus.

4.1.3 Bearbeitung grundlegender Bedingungen

Merke:

Der Aufbau von Verhaltenskontrolle in konkreten Situationen ist für die Betroffenen ein wesentlicher Schritt auf ihrem Weg zur Abstinenz bzw. Reduzierung des Haareausreißens. Dieser Schritt allein bietet jedoch in der Regel keine langfristig befriedigende Lösung.

Verhaltenskontrolle allein ist nicht ausreichend

Da das Haareausreißen mehrheitlich als Reaktion auf Stress und Belastungen auftritt, wird der Drang zum Haareausreißen ohne grundsätzliche Veränderungen im Leben und Erleben der Betroffenen wahrscheinlich ständig wiederkehren. Eine konkurrierende Handlung, Stimuluskontrolltechnik o. Ä. dauerhaft als Ersatz zum Haareausreißen anzuwenden bzw. anwenden zu müssen, ist nicht funktional – zumal damit vermutlich eine hohe Rückfallgefährdung verbunden ist. Für eine langfristig befriedigende Lösung müssen die grundlegenden Bedingungen des Haareausreißens identifiziert und sukzessive abgebaut werden.

Für diesen Therapieschritt stehen verschiedene Interventionsmöglichkeiten zur Verfügung, deren Anwendung im Wesentlichen allgemeinen, d. h. störungsunspezifischen Therapieprinzipien folgt. Im Folgenden werden einzelne Methoden herausgegriffen und deren Einsatz in der Behandlung von Trichotillomanie exemplarisch dargestellt. Zusätzlich mögliche therapeutische Methoden werden kurz erläutert.

Therapiebausteine zur Bearbeitung grundlegender Bedingungen des Haareausreißens:
• Stressmanagementtraining. • Kognitive Umstrukturierung. • Aufbau von Selbstwert. • Weitere mögliche Strategien zur Bearbeitung grundlegender Bedingungen. • Modifizierung der Selbstbeobachtung, Aufrechterhaltung der Motivation, Auffangen von Rückschlägen und Anleitung zum Selbstmanagement.

Stressmanagementtraining (vgl. Kaluza, 2008)

Stress als Auslösebedingung

Häufig geht das Haareausreißen mit Phasen übermäßiger Belastung oder einem dysfunktionalen Umgang mit einem gewöhnlichen Stresslevel einher.

Schritte des Stressmanagementtrainings:
• Psychoedukation zu Stress. • Identifizierung von persönlichen Stressquellen. • Verbesserung der Stresswahrnehmung. • Identifizierung von „unnötigem“ Stress und Erarbeitung von Strategien zur Stressreduktion. • Identifizierung von „notwendigem“/unvermeidbarem Stress und Erarbeitung funktionaler Bewältigungsstrategien.

- Verankerung basaler Stressreduktionstechniken (z. B. Sport, Hobbies, soziale Unterstützung) im Alltag.
- Langfristige Veränderung der allgemeinen Lebensbedingungen hinsichtlich Stress/Belastungen.

Es sollte zunächst eine Psychoedukation zum Thema „Stress" erfolgen (Was ist Stress? Welche nützlichen Funktionen kann Stress haben? Wann ist Stress schädlich? etc.). Häufig besitzen die Betroffenen mangelndes bzw. falsches Wissen oder aber dysfunktionale Einstellungen zum Thema Stress, die identifiziert und bearbeitet werden sollten. An dieser Stelle sollte auch noch einmal die Beziehung zwischen Stress und Haareausreißen im individuellen Fall verdeutlicht werden. Den Betroffenen muss das Rational für ein Stressmanagementtraining im Rahmen der eigenen Trichotillomanie-Behandlung klar sein, um auch für diesen Therapieschritt eine ausreichende Motivation aufbringen zu können.

Als nächstes gilt es, die individuellen Stressquellen im Leben allgemein und speziell im Alltag der Betroffenen herauszuarbeiten. Dabei sind Selbstbeobachtungsaufgaben und Tagesprotokolle eine gute Unterstützung. In vielen Fällen sind außerdem Übungen zur Verbesserung der Stresswahrnehmung sinnvoll (In welchen Empfindungen drückt sich Stress bei mir aus? Wie und woran kann ich ihn möglichst frühzeitig erkennen? Was sind bei mir typische Auslösebedingungen? etc.).

In einem nächsten Schritt sollen die Betroffenen lernen, zwischen „vermeidbarem" und „unumgänglichem" Stress (z. B. übermäßige Arbeitsbelastung vs. gewöhnliches Ausmaß sozialer Konflikte) in ihrem Leben und Alltag zu unterscheiden. Daran anschließend werden einerseits Strategien zur Reduktion von vermeidbarem Stress erarbeitet (z. B. bessere Zeiteinteilung und Strukturierung der Arbeit, positive Selbstinstruktion) sowie andererseits funktionale Bewältigungsstrategien für unumgänglichen Stress entwickelt (z. B. Entspannungstraining, Aufbau sozialer Unterstützung). Die gezielte Anwendung dieser Stressreduktions- bzw. Stressbewältigungsstrategien wird in Hausaufgaben erprobt, die Erfahrungen werden gemeinsam evaluiert, die Strategien ggf. modifiziert und sukzessive als funktionale Stressmanagementtechnik im Verhaltensrepertoire der Betroffenen etabliert.

Allgemeine Techniken zur Stressregulierung (z. B. Sport, positive Aktivitäten, Sozialkontakte) sollten ebenfalls erarbeitet und fest im Alltag der Betroffenen verankert werden. Die Betroffenen sollten lernen, diese allgemeinen Maßnahmen für einen gesunden Ausgleich zwischen alltäglichen Anforderungen und Erholung regelmäßig, unabhängig vom aktuellen Stresslevel auszuüben. Das Ziel dieses Therapiebausteins ist der Aufbau von Bewältigungskompetenzen sowie langfristige, Stress reduzierende Veränderungen in den allgemeinen Lebensbedingungen der Betroffenen.

Merke:

Die Betroffenen sollen im Stressmanagementtraining lernen, übermäßige Belastungen frühzeitig zu erkennen und effektiv abzubauen. Sie sollen eine „Stressimpfung“ für den alltäglichen bzw. unumgänglichen Stress erhalten. Schlussendlich sollen die Trichotillomanie-Betroffenen eine Alltagsstruktur etablieren, die einen funktionalen Ausgleich zwischen Stress und Entspannung ermöglicht.

Kognitive Umstrukturierung (vgl. Hautzinger, 2008a)

Dysfunktionale Kognitionen erzeugen Stress

Auch wenn konkrete Gedanken als unmittelbare Auslöser für eine Episode des Haareausreißens in der Regel eine untergeordnete Rolle spielen – auf der Ebene der grundlegenden Bedingungen des Haareausreißens besitzen Kognitionen oftmals großes Gewicht. In vielen Fällen werden Auftretenswahrscheinlichkeit und Intensität aversiver Gefühle und Körperzustände durch ungünstige oder verzerrte Denkmuster erhöht. Dysfunktionale Überzeugungen, Grundannahmen, Einstellungen, Regeln und Pläne (z. B. Perfektionismus, übermäßig hohe persönliche Standards) können ein Übermaß an Stress bedingen bzw. begünstigen.

Zudem ist den Betroffenen vielfach nicht bekannt, dass und wie man seine Befindlichkeit aktiv durch konstruktive Gedanken verbessern kann. Am Beginn dieses Therapiebausteins sollte deshalb zunächst die Psychoedukation zum Zusammenspiel von „Denken – Fühlen – Handeln“ stehen (vgl. Beck, 1999).

Merke:

Die Betroffenen sollen lernen, dass sie über die gezielte Veränderung ihrer Gedanken aktiv (d. h. selbstwirksam und eigenverantwortlich) positiven Einfluss auf die eigene Stimmungslage und das eigene Verhalten nehmen können.

Die (möglicherweise automatischen) Kognitionen, die im individuellen Fall unangenehme Zustände, Stress oder auch unmittelbar den Drang zum Haareausreißen bedingen oder intensivieren bzw. einer funktionalen Bewältigung entgegenstehen, werden identifiziert. Es sollte auch eine Aufklärung über typische kognitive Fehler und Verzerrungen erfolgen (vgl. Mühlig & Poldrack, 2006) und die Betroffenen sollten dazu angeleitet werden, diese in ihrem eigenen Denken aufzuspüren. Dies kann am besten mit Hilfe von Selbstbeobachtung und Tagesprotokollen automatischer Gedanken erfolgen. Es schließt sich eine Disputation der identifizierten dysfunktionalen Gedanken an und die Erarbeitung funktionaler Alternativgedanken (z. B. Umdeutung des Drangs zum Haareausreißen als nützliches Stresssignal des Körpers, das helfen kann, rechtzeitig funktionale Bewältigungsmaßnahmen anzuwenden). Der wiederholte, gezielte Einsatz funktionaler Alternativgedanken im Alltag ermöglicht schließlich die Etablierung konstruktiven Denkens im Leben der Betroffenen, was zu einer allgemeinen Reduzierung unangenehmer innerer Zustände und speziell des Drangs zum Haareausreißens beiträgt. Eine solche Veränderung im Denken – ergänzt durch ein effektives Stressmanagement – bewirkt in den meisten Fällen eine ganz wesentliche Minderung des Rückfallrisikos.

Schritte der kognitiven Umstrukturierung in der Trichotillomanie-Behandlung:

- Psychoedukation: Kognitionen – Emotionen – Verhalten.
- Identifizierung von (automatischen) Gedanken/Einstellungen/Grundannahmen, die Stress oder den Drang zum Haareausreißen bedingen/intensivieren bzw. funktionaler Bewältigung entgegenstehen.
- Disputation.
- Erarbeitung funktionaler Alternativgedanken.
- Etablierung funktionaler Kognitionen.

Aufbau von Selbstwert (vgl. Zimmer, 2008)

Therapeutische Interventionen zum Aufbau des Selbstwertgefühls sind bei Trichotillomanie nahezu immer angezeigt, da fast alle Betroffenen unter enormen Schuldgefühlen und einem schlechten Selbstbild aufgrund des Haareausreißens und seiner Folgen leiden. Aus der Vielzahl von möglichen selbstwertbildenden bzw. -unterstützenden Maßnahmen werden hier willkürlich, einzelne Beispiele herausgegriffen und konkret für die Behandlung einer Trichotillomanie illustriert.

Neigung zum Haareausreißen als menschliche Schwäche

So ist es hilfreich, mit den Betroffenen daran zu arbeiten, dass sie ihre Neigung zum Haareausreißen als eine menschliche Schwäche akzeptieren lernen (z. B.: „Kein Mensch ist perfekt. Meine persönliche Schwäche ist es, bei Stress den Wunsch zum Haareausreißen zu erleben"). Ein solches Akzeptieren wirkt sich nicht nur positiv auf Schuld- und Minderwertigkeitsgefühle aus, sondern unterstützt auch eine realistische Einschätzung der individuellen Rückfallgefahr. Allerdings sollte eine solche Akzeptanz nicht soweit führen, dass die Betroffenen ihre eigene Person übermäßig über das Haareausreißen definieren (z. B.: „Ich bin ein Haareausreißer") und damit die demotivierende und falsche Einschätzung einer unveränderlichen Disposition zum Haareausreißen verinnerlichen („Ich bin und bleibe ein Haareausreißer. Da kann ich nichts machen"). Hier ist die deutliche Unterscheidung wichtig zwischen (1) einem möglicherweise dispositionell bedingten (möglicherweise aber auch erworbenen und damit potenziell wieder verlernbaren) Drang zum Haareausreißen und (2) der willkürlichen Reaktion auf diesen Drang, für die den Betroffenen neben dem Haareausreißen mittlerweile verschiedene, funktionale Verhaltensalternativen zur Verfügung stehen.

Problemverhalten nur ein Teilaspekt der Person bzw. ihres Verhaltens

Es bietet sich zum Aufbau von Selbstwert ebenfalls an, mit den Betroffenen die Unterscheidung zwischen Verhalten und Person herauszuarbeiten (z. B.: „Auch wenn ich mitunter ein Verhalten zeige, das nicht erwünscht und nicht sozial akzeptiert ist, bedeutet das nicht, dass ich als Person generell wertlos oder nicht liebenswert bin“). Da sich Betroffene häufig mit negativen Selbstverbalisationen zusätzlich unter Druck setzen, sollten zur Unterstützung des Selbstwerts, konkrete positive Selbstverbalisationen sowohl speziell für typische Stresssituationen als auch allgemein für den Alltag erarbeitet und ihre gezielte Anwendung trainiert werden.

Weitere mögliche Strategien zur Bearbeitung grundlegender Bedingungen des Haareausreißens

Zusätzlich zu den exemplarisch vorgestellten Interventionsstrategien, deren Einsatz in den meisten Fällen von Trichotillomanie sinnvoll ist, kommen viele weitere therapeutische Methoden zur Bearbeitung grundlegender Bedingungen des Haareausreißens in Frage. Die Auswahl zusätzlicher Interventionsmethoden orientiert sich zum einen an den identifizierten grundlegenden Bedingungen des Haareausreißens und zum anderen an den individuellen Bedürfnissen und Defiziten der Betroffenen.

Weitere mögliche Strategien zur Bearbeitung grundlegender Bedingungen des Haareausreißens sind:

- Aufbau positiver Aktivitäten.
- Problemlösetraining.
- Soziales Kompetenztraining.
- Wahrnehmungstraining.
- Genusstraining.
- Therapeutische Elemente, die auf dem Mindfulness-Konzept basieren

Aktivitätenaufbau, Problemlöse- und soziales Kompetenztraining

Der Aufbau positiver Aktivitäten (vgl. Meinlschmidt & Hellhammer, 2008) ist generell sinnvoll, weil damit alternative Formen der Spannungsreduzierung bzw. Stimulierung im Alltag etabliert werden. Darüber hinaus ist diese Intervention speziell bei Betroffenen mit depressiver Begleitsymptomatik Erfolg versprechend. Ein Problemlösetraining (vgl. Liebeck, 2008) bietet sich vor allem bei Betroffenen an, denen die Strukturierung und effektive Bewältigung beruflicher oder privater Aufgaben übermäßig schwerfällt, so dass Zeitdruck, Leistungseinbußen oder soziale Konflikte den allgemeinen

Stresslevel hochtreiben. Ein soziales Kompetenztraining (vgl. Ullrich & de Muynck, 2008) ist anzuraten, wenn übermäßig Stress und Belastungen entstehen, weil entweder mangelnde Fertigkeiten zum Aufbau sozialer Kontakte und sozialer Unterstützung vorhanden sind, oder weil besondere Schwierigkeiten bestehen, eigene Bedürfnisse angemessen auszudrücken bzw. anderen gegenüber zu vertreten.

Wahrnehmungstraining, Genusstherapie, Mindfulness-basierte Techniken

Darüber hinaus können ein Training zur Wahrnehmung und zum adäquaten Ausdruck eigener Bedürfnisse und Gefühle (vergleichbar mit einem entsprechenden Behandlungsbaustein in der dialektisch-behavioralen Therapie, DBT, nach Linehan; Bohus & Berger, 1996), ein Genusstraining (vgl. Lutz, 2008) und therapeutische Elemente, die auf dem „Mindfulness"-Konzept basieren (vgl. Meibert, Michalak & Heidenreich, 2004) sinnvoll sein. Letzteres bietet sich v. a. in solchen Fällen an, in denen eine unzureichende Fähigkeit oder Bereitschaft besteht, gewöhnliche unangenehme Zustände zu akzeptieren und auszuhalten (experiential avoidance, vgl. Kapitel 2.1).

Modifizierung der Selbstbeobachtung, Aufrechterhaltung der Motivation, Auffangen von Rückschlägen und Anleitung zum Selbstmanagement

Auch während dieser dritten Therapiephase gibt es flankierende Maßnahmen, die quasi im Hintergrund ablaufen und die Bearbeitung grundlegender Bedingungen des Haareausreißens bzw. die Etablierung eines funktionaleren Umgangs mit Stress unterstützen sollen.

Der Fokus der Selbstbeobachtung wird in dieser Therapiephase wiederum verlagert: weg von Maßnahmen zur Verhaltenskontrolle hin zu allgemeinen Stressmanagementtechniken (sowohl auf Verhaltens- als auch auf kognitiver Ebene) und funktionalen Veränderungen in den grundsätzlichen Lebensbedingungen (vgl. Tab. 12 in Kapitel 4.1.4). Patienten sollen jetzt dazu angeleitet werden, persönliche Bedürfnisse und Nöte im Alltag zu beobachten, ihre Bedingungen und Konsequenzen zu identifizieren und ihre Aufmerksamkeit auszurichten auf bestehende Veränderungsmöglichkeiten, eigene Veränderungsbemühungen und erzielte Fortschritte auf dem Weg zu einer ausgeglichenen und stressresistenten Lebensführung.

Die Motivierung durch systematische Verstärkung wird in dieser Therapiephase schrittweise abgebaut. Die positiven Konsequenzen der Verhaltensänderung (sowohl spezifisch für das Haareausreißen als auch hinsichtlich der allgemeinen Lebensbedingungen) – u. a. positive Aktivitäten, gesteigerte Attraktivität und positives Selbstbild – werden jetzt für die Betroffenen zunehmend spürbar und fungieren als internale Verstärker. Damit nimmt die Notwendigkeit und Abhängigkeit von externaler Verstärkung ab, was für die Stabilität des neu aufgebauten Verhaltens und die Reduzierung des Rückfallrisikos von entscheidender Bedeutung ist.

Rückschläge gehören auch zu dieser Therapiephase weiterhin dazu, wenngleich sie seltener auftreten sollten als noch in den vorherigen Therapiephasen. Sie sind von Therapeuten und Betroffenen gleichermaßen ernst zu nehmen, aber nicht überzubewerten. Aufgabe des Therapeuten ist es, die Betroffenen nach einem Rückfall darin zu unterstützen, die entscheidenden Bedingungen und Umstände des Rückfalls zu identifizieren, entsprechende Veränderungen für die Zukunft abzuleiten und umzusetzen (vgl. auch Kapitel 4.1.4).

Selbstmanagement. Entsprechend der Anmerkungen zum Selbstmanagement in der zweiten Therapiephase sollen die Betroffenen in der jetzigen Phase die Techniken zur Verhaltenskontrolle und Motivierung zunehmend eigenverantwortlich weiterführen. In der anschließenden vierten Therapiephase gilt es für die Betroffenen dann die Maßnahmen zur Verbesserung grundlegender Bedingungen selbstständig anzuwenden, zu überprüfen und sinnvoll auszubauen.

4.1.4 Rückfallprophylaxe

Die abschließende Therapiephase dient der Rückfallprophylaxe. Diese hat in der Behandlung der Trichotillomanie angesichts der berichteten hohen Rückfallquote (vgl. Kapitel 4.3) besondere Bedeutung. Im Folgenden werden die wesentlichen Bausteine zum Rückfallmanagement bei Trichotillomanie erläutert.

Wesentliche Bestandteile einer Rückfallprophylaxe bei Trichotillomanie:
• Informationen zur Therapieprognose und zum Rückfallrisiko. • Therapeutische Maßnahmen zur Rückfallprophylaxe. • Kognitive Techniken zur Bewältigung eines tatsächlichen Rückfalls.

Informationen zur Therapieprognose und zum Rückfallrisiko bei Trichotillomanie

Verhaltenskontrolle als realistisches Therapieziel

Durch eine kognitive Verhaltenstherapie ist bei Trichotillomanie eine deutliche Reduktion der Symptomatik realistisch und auch das Erreichen einer völligen Abstinenz möglich. Entscheidende Voraussetzung für einen Therapieerfolg ist eine hinreichende Eigenmotivation der Betroffenen.

Merke:

Eine vollständige und langfristige Remission der Symptomatik erfordert eine kontinuierliche Arbeit der Betroffenen – auch über die Therapie hinaus.

In Stresssituationen und Belastungsphasen bleibt eine Neigung zum Haareausreißen bei den meisten Betroffenen auch weiterhin bestehen. Entsprechend ist für Trichotillomanie eine relativ hohe Rückfallquote berichtet worden (Keuthen, Fraim, Deckersbach, Dougherty, Baer & Jenike, 2001). Je länger allerdings eine Abstinenz andauert und je häufiger Problemsituationen erfolgreich bewältigt werden konnten, desto geringer wird das verbleibende Rückfallrisiko. Bei vollständiger Abstinenz lässt der Drang zum Haareausreißen im Laufe der Zeit nach und die Assoziation zwischen individuellen Auslösebedingungen und dem Drang zum Haareausreißen wird sukzessive schwächer („verlernt"). Die günstigste Prognose für Trichotillomanie besteht nach bisherigen Erkenntnissen bei vollständiger Abstinenz zum Therapieende (vgl. Kapitel 4.3). Sog. „kontrolliertes Reißen" (in Anlehnung an „kontrolliertes Trinken" bei einer Alkoholproblematik), das manche Betroffene in der Therapie anstreben, geht also mit einem deutlich höheren Rückfallrisiko einher als völlige Abstinenz.

Abstinenz als Erfolgsfaktor

Therapeutische Maßnahmen zur Rückfallprophylaxe

Das Rückfallrisiko der Trichotillomanie lässt sich durch eine Reihe therapeutischer Maßnahmen günstig beeinflussen.

Therapeutische Maßnahmen zur Rückfallprophylaxe bei Trichotillomanie:
• Aufklärung über das Rückfallrisiko. • Antizipation zukünftiger Risikosituationen. • Früherkennung individueller Risikobedingungen. • Erarbeitung von Präventionsstrategien. • Erarbeitung funktionaler Bewältigungsstrategien. • Auswertung bisheriger Rückfallerfahrungen. • Anpassung bisheriger Strategien an den aktuellen Stand. • Längerfristig niedrig-frequente Therapiekontakte („booster sessions").

Die Vermittlung einer realistischen Sichtweise auf das Rückfallrisiko bei Trichotillomanie steht an erster Stelle der Maßnahmen zur Rückfallprophylaxe. An dieser Stelle ist es sinnvoll, die weiterhin bestehende Neigung zum Haareausreißen in individuellen Problemsituationen herauszustellen und die Betroffenen für die bestehende Rückfallgefährdung zu sensibilisieren. Es sollte dabei allerdings nicht der Eindruck erweckt werden, dass Rückfälle bei Trichotillomanie unvermeidbar sind. Im Gegenteil, es sollte das Vertrauen aufgebaut werden, dass die latent verbleibende Neigung zum Haareausreißen durch die Anwendung geeigneter Strategien wirkungsvoll kontrolliert werden kann.

Neigung zum Haareausreißen bleibt längerfristig bestehen

Antizipation zukünftiger Risikosituationen

Potenzielle Problem- und Risikosituationen, die sich im individuellen Fall in Zukunft ergeben und einen Rückfall auslösen könnten, sollten in einem Brainstorming generiert werden. Daraus wird eine Liste von tatsächlich antizipierten Risikosituationen erstellt (z. B. eine berufliche Beförderung verbunden mit neuen Führungsaufgaben, ein anstehender Sorgerechtsprozess oder Hochzeitsvorbereitungen). Diese Liste sollte von den Betroffenen in Zukunft selbstständig weitergeführt werden und sie darin unterstützen, für individuelle Risikobedingungen aufmerksam zu werden bzw. zu bleiben.

Schärfung der Früherkennungsfähigkeit

Die Fähigkeit zur Früherkennung individueller Risikobedingungen wird in einem nächsten Schritt ausgebaut. Dazu sollte festgehalten werden, woran sich im individuellen Fall übermäßiger Stress und Belastungen zuverlässig und möglichst frühzeitig erkennen lassen. (z. B.: Lassen sich körperliche, emotionale, kognitive oder Veränderungen auf der Verhaltensebene als erste Stresssignale wahrnehmen? Wie sehen diese Veränderungen genau aus? Gibt es eine typische Abfolge von Veränderungen, die möglicherweise Rückschlüsse auf den jeweils vorliegenden Stresslevel erlauben?; vgl. Kapitel 4.1.3 zum Stressmanagement). Außerdem sollten Frühwarnanzeichen für einen sich aufbauenden Drang zum Haareausreißen und problematische Verhaltensketten, die typischerweise im Haareausreißen münden, noch einmal rekapituliert werden (vgl. Kapitel 4.1.2). Auch hier ist es für eine klare Übersicht und zur besseren Einprägung ratsam, die Ergebnisse von den Betroffenen auf einer Liste zusammenstellen zu lassen und es ihnen zur Aufgabe zu machen, in Zukunft selbstständig Ergänzungen vorzunehmen.

Präventions- und Bewältigungsstrategien bei auflebendem Drang

Präventionsstrategien für die Anwendung bei ersten Frühwarnanzeichen und funktionale Bewältigungsstrategien für den Fall eines Rückfalls werden daran anschließend erarbeitet. Dabei bietet sich die Entwicklung eines individuellen „Notfallplans“ an, indem einzelne Strategien zur Prävention bzw. Bewältigung in einer Rangfolge aufgelistet werden. Die Liste wird angeführt von Strategien, die bereits auf früheste Anzeichen eines drohenden Rückfalls reagieren (z. B. wieder regelmäßig Sport treiben, feste Arbeitspausen einlegen, persönliche Ansprüche auf ein realistisches Maß reduzieren, oder eine Person des Vertrauens um Rat bzw. Unterstützung bitten). Es folgen Strategien, die bei der Bewältigung eines auflebenden Drangs zum Haareausreißen helfen (z. B. positive Selbstinstruktion, Anwendung von Stimuluskontrollstrategien oder Wiederaufnahme bzw. Ausbau eines Entspannungstrainings). Am Ende der Liste stehen schließlich Strategien, die bei der Bewältigung eines tatsächlichen Rückfalls helfen (s. u.).

Auswertung bisheriger Rückfallerfahrungen

Bisherige Rückfallerfahrungen der Betroffenen sollten sorgfältig ausgewertet werden. Sie liefern nützliche Selbstbeobachtungsinformationen und bieten eine gute Grundlage zur Auswahl erfolgversprechender Prophylaxe- und Bewältigungsstrategien.

Merke:

> Die Betroffenen sollen dabei auch die Erfahrung machen, dass jeder Rückfall – so unerwünscht er auch ist – eine einzigartige Möglichkeit bietet, für die Zukunft zu lernen und die eigene Widerstandsfähigkeit zu verbessern. Der Therapeut gibt den Betroffenen mit seinem Verhalten ein Modell, wie sie in Zukunft selbstständig aus einem Rückfall wertvolle Informationen für die Bewältigung künftiger Risikosituationen ziehen können.

Anpassung der Strategien an den aktuellen Stand

Die Anpassung bisheriger Strategien zum Aufbau von Verhaltenskontrolle und zur Bearbeitung grundlegender Bedingungen an den aktuellen Status der Trichotillomanie zu Therapieende, trägt ebenfalls zur Rückfallprophylaxe bei. Hier gilt die Regel: so viel wie nötig, so wenig wie möglich. Die Anwendung der Strategien soll einen ausreichenden Schutz vor einem Rückfall bieten. Der Aufwand sollte dabei so gering wie möglich sein, um eine unnötige Belastung der Betroffenen zu vermeiden und die Wahrscheinlichkeit einer langfristig konsequenten Anwendung dieser Strategien zu erhöhen. Es sollte außerdem ein Plan ausgearbeitet werden, welche Strategien in Belastungsphasen wieder ausgeweitet werden.

Langfristig niedrig-frequente therapeutische Begleitung

Längerfristig niedrig frequente Kontakte (engl.: booster sessions) zum Therapieabschluss sind anzuraten, um einen fließenden Übergang von therapeutischer Hilfe zum völligen Selbstmanagement zu ermöglichen (vgl. Tab. 12). Für die erste und zweite Therapiephase sind wöchentliche Therapiekontakte empfehlenswert. Während der dritten Therapiephase ist oftmals bereits ein Übergang zu Sitzungen im Zwei-Wochen-Abstand möglich. In der abschließenden Therapiephase bieten sich dann zunächst 14-tägige bzw. monatliche Kontakte an und schließlich Follow-up-Sitzungen im Abstand von 3 bis 6 Monaten. Die Betroffenen sollten so lange therapeutisch begleitet werden, bis sie in einem ausreichenden Maß Kompetenzen zur eigenständigen Umsetzung therapeutischer Maßnahmen und Vertrauen in ihre Selbstkontrollfähigkeiten entwickelt haben. Niedrig frequente therapeutische Kontakte dienen außerdem als zusätzliche Motivationsstütze, die nach Möglichkeit erst dann ausgeschlichen werden sollten, wenn die Verhaltensänderung und Prophylaxemaßnahmen fest im Alltag der Betroffenen verankert sind.

Kognitive Techniken zur Bewältigung eines tatsächlichen Rückfalls

Katastrophisierung vermeiden

Die negativen Konsequenzen eines Rückfalls können sehr gravierend sein, wenn z. B. das Haarwachstum aus wochen- und monatelanger, mühsamer Therapiearbeit in einer einzigen Episode des Haareausreißens wieder eingebüßt wird. Deshalb sollte die Bedeutung eines Rückfalls bei Trichotillomanie grundsätzlich nicht unterschätzt werden und zu einer konsequenten

Prophylaxearbeit motivieren. Für den Fall jedoch, dass ein Rückfall nicht verhindert werden konnte, gelten vorübergehend andere Regeln: Jetzt ist ein funktionaler Umgang mit diesem Misserfolgserlebnis entscheidend.

Merke:

Es gilt die Überbewertung bzw. Katastrophisierung eines tatsächlichen Rückfall zu verhindern und den entstandenen aversiven Zustand möglichst schnell aufzufangen, um nicht wieder in den Teufelskreis des Haareausreißens einzusteigen. Kognitiven Strategien kommt dabei die größte Bedeutung zu.

Es sollte den Betroffenen in dieser Situation vermittelt werden, dass ein Rückfall bedauerlich aber keine Katastrophe ist, und dass Rückschläge zum normalen Veränderungsprozess dazu gehören. Hilfreich ist auch, den Betroffenen den Unterschied zwischen einem einmaligen „Ausrutscher" und einem umfassenden „Rückfall" (engl.: lapse vs. relapse) nahe zu bringen sowie die Sichtweise, dass ein Rückfall – erscheint er auch noch so schwerwiegend – nicht bedeutet, dass man wieder ganz von vorn anfangen muss. Nach einem Rückfall können die Betroffenen mittlerweile auf das Wissen und die Fähigkeiten zurückgreifen, die sie im Verlauf der therapeutischen Zusammenarbeit erworben haben, und diese nutzen, um den Veränderungsprozess unverzüglich und unbeirrt fortzusetzen (engl.: back on track). Eine funktionale kognitive Sichtweise nach einem erlittenen Rückfall ist außerdem, ihn als „Herausforderung" statt als „persönliches Versagen" zu betrachten. Positive Selbstinstruktionen und die Vergegenwärtigung bisheriger Fortschritte, einschließlich zuvor erfolgreich bewältigter Risikosituationen, sind ebenfalls Teil einer konstruktiven kognitiven Verarbeitung eines Rückfalls.

Funktionale Umdeutung

Tabelle 12: Veränderungen in der therapeutischen Arbeit im Verlauf der Therapiephasen

	Phase 1: Therapie-vorbereitung	**Phase 2:** Aufbau von Verhaltenskontrolle	**Phase 3:** Bearbeitung grundlegender Bedingungen	**Phase 4:** Rückfall-prophylaxe
Fokus der Selbstbeobachtung	Problemverhalten	Strategien zur Verhaltenskontrolle	Strategien zur Stressreduktion, Steigerung der Belastbarkeit	Strategien zur Rückfallprophylaxe
Quelle der Motivation	Therapeut	Verstärkerplan	Selbstverstärkende Verhaltensweisen	Verbesserung allgemeiner Lebensbedingungen
Umgang mit Rückschlägen	Auswertung	Aus Fehlern lernen	Umbewertung	Blick nach vorn
Sitzungsfrequenz	wöchentlich	wöchentlich	wöchentlich bis 14-tägig	14-tägig bis monatlich bzw. vierteljährlich

4.2 Weitere Anmerkungen zur Behandlung

4.2.1 Behandlung von Kindern und Jugendlichen

Bei Kindern und Jugendlichen ergeben sich für die Trichotillomanie und ihre Behandlung einige Besonderheiten im Vergleich zu erwachsenen Betroffenen, die über die generellen Unterschiede zwischen der Kinder-/Jugendlichen-Therapie versus einer Erwachsenentherapie hinausgehen. Auf diese speziellen Besonderheiten soll im Folgenden kurz hingewiesen werden.

Motivation

In motivationaler Hinsicht ist bei jungen Trichotillomanie-Betroffenen zu bedenken, dass

- die Frustrationstoleranz in der Regel deutlich geringer ausgeprägt ist als bei Erwachsenen,
- entscheidende negative Konsequenzen des Haareausreißens, wie der Haarverlust und die Beeinträchtigungen des äußeren Erscheinungsbildes, im Erleben von Kleinkindern keine wesentliche Rolle spielen,
- Autonomie und Selbstbestimmung im Jugendalter eine große Bedeutung besitzen.

Kinder und Jugendliche haben besondere motivationale Bedingungen

Alle genannten Aspekte können sich ungünstig auf die Veränderungsmotivation junger Trichotillomanie-Patienten auswirken, die zunächst meist durch die Eltern – d. h. fremdmotiviert – in die Therapie kommen. Maßnahmen zum Aufbau von Veränderungsmotivation erhalten in der Therapieplanung dementsprechend großes Gewicht. Eine erfolgreiche Verhaltensänderung basiert nahezu ausschließlich auf positiven, verstärkenden statt negativen, bestrafenden Motivationsmaßnahmen.

Weitere Besonderheiten im therapeutischen Vorgehen ergeben sich speziell für sehr junge Patienten (Vor- bzw. Grundschulalter), da hier noch kaum kognitive Techniken eingesetzt werden können. Eine enge Zusammenarbeit mit den Eltern ist sowohl für Diagnostik als auch Therapie unerlässlich und wird im Folgenden kurz für die verschiedenen Therapiebausteine konkretisiert.

Diagnostik und Aufmerksamkeitstraining

Kinder so gut wie möglich aktiv einbeziehen

Die funktionale Verhaltensanalyse muss bei Kleinkindern hauptsächlich auf Fremdbeobachtungen basieren (vgl. dazu auch die Anmerkungen zur Fremdbeobachtung in Kapitel 3.2).

Merke:

Kinder sollten so gut wie möglich in die Protokollierung von Episoden des Haareausreißens eingebunden werden, um ihre eigene Aufmerksamkeit für das Problemverhalten zu schärfen. Das geschieht am besten spielerisch, etwa indem das Beobachten und Protokollieren des Haareausreißens in eine Geschichte eingebettet wird (z. B.: „Stell dir vor, wir sind Detektive und wollen dem *Haar-Ungeheuer* auf die Schliche kommen. Wir müssen dazu Tatort, Tatzeit und Tatumstände herausfinden. Hast du deine (Zeit-)Lupe dabei damit wir mal ganz genau hinschauen können? Hast du vielleicht eine Idee, wie wir das Haar-Ungeheuer auf frischer Tat ertappen können?" etc.).

Aufbau von Verhaltenskontrolle

Eltern sollten vorausschauen, Kinder müssen positiv verstärkt werden

In dieser Interventionsphase müssen Kinder und Eltern in erster Linie lernen, den Alltag des Kindes vorausschauend zu planen, d. h. Risikosituationen für das Haareausreißen frühzeitig zu antizipieren bzw. Frühwarnsignale zu erkennen und entsprechend Vorbereitungen bzw. Vorkehrungen gegen das Haareausreißen zu treffen. Bei jungen Betroffenen sind v. a. Maßnahmen zur Stimuluskontrolle, Ablenkung und die Einführung einer attraktiven Ersatzaktivität Erfolg versprechend. Insgesamt gilt als Ziel, mittel- bis langfristig funktionale (bzw. weniger dysfunktionale) Verhaltensalternativen zur Stimulation und Stress- bzw. Emotionskontrolle zu etablieren. Systematische Verstärkung darf dabei nicht fehlen. Ein geeignetes Belohnungssystem muss gemeinsam mit den kindlichen Patienten und ihren Eltern entwickelt und laufend an den aktuellen Stand der Trichotillomanie angepasst werden.

Merke:

Bei Kleinkindern ist der Einsatz von Belohnungen, die unmittelbar zur Verfügung stehen, sehr wichtig (wie z. B. Aufkleber/Sticker, Mini-Spielzeuge aus Überraschungstüten o. Ä.). Belohnungen, die zu einer funktionalen Ersatzhandlung anregen, Ablenkung verschaffen oder eine Form der Stimuluskontrolle beinhalten sind besonders sinnvoll, da so quasi zwei Fliegen mit einer Klappe geschlagen werden können (Verstärkung und Verhaltenskontrolle in einem).

Bearbeitung grundlegender Bedingungen

Bei Kindern mit Trichotillomanie lassen sich genauso wie bei erwachsenen Betroffenen in aller Regel Über- oder Unterforderungen im Lebensalltag identifizieren, die in einem Zusammenhang zum Haareausreißen stehen.

Entlastungen im Alltag einrichten

Nach Identifizierung der individuellen Belastungsfaktoren werden gemeinsam mit Kind und Eltern Strategien zur Verbesserung dieser grundlegenden Störungsbedingungen erarbeitet, im Alltag erprobt und effektive Strategien fest im Leben des Kindes bzw. seiner Familie verankert. Veränderungen in grundlegenden Lebensbereichen liegen hier – im Unterschied zur Therapie mit Erwachsenen – in der Regel nicht in der Verantwortung der Betroffenen (Kind), sondern setzen auf der Ebene der Erwachsenen (v. a. Eltern und Lehrer) an.

Tabelle 13: Beispiele für grundlegende ungünstige Bedingungen/Belastungen in unterschiedlichen kindlichen Lebensbereichen

Schule	– unangemessener Schultyp – Schulwechsel – interner oder externer Leistungsdruck – Teilleistungsschwächen
Familie	– ungünstiger Erziehungsstil (inkonsequent oder überbehütend) – mangelnde emotionale Unterstützung – negativer Kommunikationsstil – Veränderungen in der Familienstruktur (Geburt eines Geschwisterkindes, Trennung der Eltern) – überzogene Erwartungen seitens der Eltern (Kind als „kleiner Erwachsener") – mangelnde Strukturierung des Alltags/mangelnde Hilfestellungen durch die Eltern – übermäßige Kontrolle und Einengung der persönlichen Freiheit des Kindes
Freizeit	– nicht ausreichende Gelegenheit zum Spiel mit Gleichaltrigen oder zur freien Entfaltung (Hobbies) – mangelnde sportliche Aktivitäten – zu viele Freizeitverpflichtungen („Freizeit-Stress")
Soziale Kontakte	– mangelnde soziale Fertigkeiten oder Ängste – Hänseleien/soziale Zurückweisungen

4.2.2 Pharmakotherapie

Für medikamentöse Therapien liegen ebenfalls Wirksamkeitsbefunde vor (Überblick in O'Sullivan, Christenson & Stein, 1999). In einzelnen Studien haben sich insbesondere Serotonin-Wiederaufnahmehemmer (SRI, SNRI und SSRI, ähnlich wie bei Zwangsstörungen) als wirksam erwiesen. Diese Antidepressiva scheinen die Trichotillomanie-Symptomatik auch unabhängig von einer komorbiden depressiven Symptomatik positiv beeinflussen zu können. Es liegen außerdem vereinzelte Wirksamkeitsbefunde für Dopamin-Blocker (ähnlich wie bei Ticstörungen), für Lithium (ähnlich wie bei manischen Erkrankungen) sowie für den Opioid-Antagonist Naltrexon (ähnlich wie bei Suchterkrankungen und selbstverletzenden Verhaltensweisen) vor.

Merke:

Insgesamt lassen sich die bisherigen Befunde zur medikamentösen Therapie bei Trichotillomanie wie folgt zusammenfassen. Bei einem Teil der Betroffenen können die o. g. Medikamente die gewünschte symptomreduzierende Wirkung entfalten, es gibt aber offenbar auch einen beachtlichen Teil von Non-Respondern. Bei Respondern ist des Öfteren ein Wirksamkeitsverlust der Medikamente über die Zeit beobachtet worden. Bei Absetzen der Medikamente kommt es in aller Regel zu einer Wiederkehr der Trichotillomanie-Symptomatik.

Medikamentöse Behandlung ggf. als Ergänzung

Vor allem in schweren Fällen von Trichotillomanie und bei komorbider Symptomatik (z. B. Depressionen oder Zwangserkrankungen) kann eine medikamentöse Therapie als Ergänzung bzw. zur Unterstützung einer Psychotherapie sinnvoll sein. Als Ersatz für eine kognitive Verhaltenstherapie erscheint die medikamentöse Therapie langfristig nicht Erfolg versprechend.

4.3 Effektivität und Prognose

Die Wirksamkeit therapeutischer Methoden zur Behandlung von Trichotillomanie ist bislang noch unzureichend empirisch überprüft. Die Fachliteratur zu diesem Thema besteht mehrheitlich aus Einzelfallstudien. Aus den bislang publizierten Gruppenstudien werden im Folgenden die Ergebnisse zu Effektivität und Prognose kognitiv-verhaltenstherapeutischer und pharmakologischer Maßnahmen dargestellt.

Eingeschränkte Aussagekraft empirischer Studien

Die Aussagekraft der hier vorgestellten Ergebnisse ist eingeschränkt, da sie auf wenigen Untersuchungen mit kleinen Stichproben (Gruppengröße ≤ 15) und fast ausschließlich auf Selbstbeurteilungsmaßen basieren. Außerdem ist zu bedenken, dass in den bisherigen Therapiestudien lediglich Kurzprogramme durchgeführt wurden, die nur wenige therapeutische Kontakte innerhalb eines sehr begrenzten Zeitraums umfassten. Es kamen dabei lediglich einzelne, ausgewählte Bausteine einer kognitiv-verhaltenstherapeutischen Behandlung zur Anwendung, in deren Fokus allein die Reduzierung des Haareausreißens stand (mögliche Begleitumstände der Symptomatik wurden nicht gezielt berücksichtigt). Basierend auf den bisherigen Therapiestudien ist damit eine Unterschätzung der Wirksamkeit kognitiver Verhaltenstherapie bei Trichotillomanie in der alltäglichen Praxis zu erwarten. In den Kurzprogrammen der bisherigen Studien war die therapeutische Rückfallprophylaxe zudem erheblich eingeschränkt bzw. gar nicht enthalten, was eine Überschätzung des Rückfallrisikos nach einer kognitiven Verhaltenstherapie, wie sie in der freien Praxis möglich ist, wahrscheinlich macht. Die nachfolgenden Informationen erlauben deshalb nur eine vorläufige Einschätzung der Wirksamkeit kognitiv-verhaltenstherapeutischer Maßnahmen bei Trichotillomanie.

Studien zur Wirksamkeit (kognitiver) Verhaltenstherapie

Große Behandlungseffekte bei ambulanter (kognitiver) Verhaltenstherapie

Eine verhaltenstherapeutische Kurztherapie (manualisiertes Vorgehen mit insgesamt sechs Sitzungen zu Selbstkontrollmaßnahmen) erwies sich bei Trichotillomanie als eindeutig wirksam (N = 28; Keijsers, van Minnen, Hoogduin, Klaassen, Hendriks & Tanis-Jacobs, 2006). Anhand eines Selbstbeurteilungsinstruments (MGH Hairpulling Scale; vgl. Kapitel 1.7 und 8.3) ließen sich große Behandlungseffekte nachweisen – sowohl bei Therapieabschluss (Effektstärke im Vergleich zu Therapiebeginn: Cohens d = 2.91) als auch in Follow-up-Untersuchungen nach 3 Monaten (d = 1.47) sowie 2 Jahren (d = .87). Allerdings deutet der Rückgang der Effekte im Zeitverlauf auf eine Rückfallneigung bei Trichotillomanie hin. Bessere Langzeiteffekte waren in dieser Studie mit geringeren Depressionswerten zu Therapiebeginn und totaler Abstinenz bei Therapieabschluss verbunden.

In einer anderen Studie (Lerner, Franklin, Meadows, Hembree & Foa, 1998) konnte nach einer kognitiv-verhaltenstherapeutischen Kurztherapie (manualisiertes Vorgehen mit insgesamt neun Sitzungen inklusive Habit Reversal-Training; N = 14) bei Therapieabschluss eine Erfolgsquote von 85,7 % verzeichnet werden. Von einem Therapieerfolg wurde dann gesprochen, wenn eine Reduktion der Trichotillomanie-Werte (gemessen mit einem Selbstbeurteilungsfragebogen zum Schweregrad) um mindestens 50 % verzeichnet werden konnte. Nach durchschnittlich vier Jahren wurde dieses Kriterium (nur) noch von 31 % der Stichprobe erfüllt. Langfristiger Therapieerfolg war in dieser Studie mit geringen Depressionswerten verknüpft sowie mit einem geringen Schweregrad der Trichotillomanie zu Therapiebeginn.

Vergleich von (kognitiver) Verhaltenstherapie mit anderen Therapiebedingungen

Kognitive Verhaltenstherapie ist Pharmakotherapie und Nichtbehandlung überlegen

In zwei randomisierten, kontrollierten Studien erwiesen sich kognitiv-verhaltenstherapeutische Maßnahmen einer Pharmakotherapie sowie einer Nichtbehandlung (bzw. Placebo-Bedingung) überlegen. In einer Untersuchung (van Minnen, Hoogduin, Keijsers, Hellenbrand & Hendriks, 2003) wurde über zwölf Wochen eine verhaltenstherapeutische Kurztherapie (manualisiertes Vorgehen mit insgesamt sechs Sitzungen zu Selbstkontrollmaßnahmen; N = 14) mit einer pharmakologischen Behandlung mit Fluoxetin (ein SSRI; N = 11) und einer Wartekontrollbedingung (N = 15) verglichen. Dabei zeigte sich in der Verhaltenstherapie-Bedingung nach Therapieende eine signifikant größere Reduktion der Trichotillomanie-Werte (MGH Hairpulling Scale, Effektstärke im Vergleich zu Therapiebeginn: Cohens d = 3.80) als in den beiden Vergleichsbedingungen (pharmakologische Behandlung: d = 0.42; Wartekontrollbedingung: d = 1.09).

Außerdem erwies sich eine kurze kognitive Verhaltenstherapie (manualisiertes Vorgehen mit insgesamt neun Sitzungen inklusive Habit Reversal-Training, Stressmanagementtraining und kognitiver Umstrukturierung; N = 5) in einer neunwöchigen Studie bei Therapieabschluss als signifikant effektiver als eine Pharmakotherapie mit Clomipramin (einem SNRI; N = 6) sowie eine Placebo-Bedingung (N = 5; Ninan, Rothbaum, Marsteller, Knight & Eccard, 2000). Diese Überlegenheit zeigte sich sowohl hinsichtlich des Schweregerades als auch der Beeinträchtigung durch die Trichotillomanie (gemessen mit Selbstbeurteilungsfragebögen). Darüber hinaus schätzten sich in dieser Studie 100 % der Patienten, die die kognitive Verhaltenstherapie abgeschlossen hatten, als „sehr viel gebessert" oder „viel gebessert" ein, im Vergleich zu 67 % in der pharmakologischen und 0 % in der Placebo-Bedingung.

Kognitive Verhaltenstherapie in Gruppen ist unterstützender Gruppentherapie überlegen

In einer weiteren randomisierten, kontrollierten Untersuchung (Diefenbach, Tolin, Hannan, Maltby & Crocetto, 2006) wurde eine kognitive Verhaltenstherapie für Gruppen (N = 12) mit einer unterstützenden Gruppentherapie (N = 12) verglichen. Beide Gruppentherapieformate basierten auf einem Manual und umfassten insgesamt acht Sitzungen. Nach Therapieende zeigte sich die kognitive Verhaltenstherapie (KVT) der unterstützenden Gruppentherapie (UG) signifikant überlegen, sowohl hinsichtlich eines Selbstbeurteilungsmaßes (MGH Hairpulling Scale, Effektstärken im Vergleich zu Therapiebeginn: Cohens $d_{KVT} = 1.39$; $d_{UG} = 0.45$), als auch hinsichtlich des objektiv erfassten Haarverlusts ($d_{KVT} = 1.25$; $d_{UG} = 0.50$). Allerdings zeigte sich auch in dieser Studie ein fortschreitender Verlust der Therapiegewinne nach einer kognitiven Verhaltenstherapie, sowohl im subjektiven als auch im objektiven Maß. Zu Therapieende schätzten 66 % der KVT-Teilnehmenden ihren Fortschritt im Vergleich zu Therapiebeginn als „sehr viel besser" oder „viel besser" ein. Sechs Monate nach Therapieende war dieser Prozentsatz in der KVT-Gruppe auf 33 % gefallen.

Merke:

Kognitiv-verhaltenstherapeutische Maßnahmen sind in der Behandlung einer Trichotillomanie nachweislich wirksam und anderen Behandlungsmethoden überlegen. Es bleibt eine hohe Rückfallneigung bestehen.

Vergleich verschiedener verhaltenstherapeutischer Methoden

In einem randomisierten Vergleich von zwei verhaltenstherapeutischen Maßnahmen war ein Habit Reversal-Training (HRT; N = 19) in der Behandlung von Trichotillomanie effektiver als ein Negative Practice-Training (N = 15; Azrin et al., 1980). Beide Methoden wurden jeweils innerhalb einer einzelnen, zweistündigen Sitzung vermittelt. Anschließend folgten Telefonkontakte im Abstand von 2 bis 3 Tagen, deren Abstand sukzessive gesteigert wurde, bis sie vier Monate nach der Sitzung ganz ausgesetzt wurden. Ein weiteres Follow-up erfolgte 22 Monate nach der Therapiesitzung.

In beiden Therapiebedingungen wurde eine signifikante Reduktion des Haareausreißens (Anzahl der Episoden pro Tag) in der Zeit nach der Therapiesitzung festgestellt. Das Maximum der Reduktion lag für das Negative Practice-Training bei 69 % (drei Wochen nach der Sitzung), für das HRT bei 97 bis 99 % (konsistent während der ersten vier Wochen nach der Sitzung). Zu allen, für beide Gruppen vorliegenden zwölf Messzeitpunkten (bis drei Monate nach der Therapiesitzung) zeigte sich das HRT dem Negative Practice-Training in der Reduktion des Haareausreißens signifikant überlegen. Vier Monate nach der Therapiesitzung waren mindestens 58 % der HRT-Gruppe vollständig abstinent (Negative Practice-Training ≥ 33 %), nach 22 Monaten waren es noch mindestens 42 % (Negative Practice-Training ≥ 13 %). Die Follow-up-Ergebnisse dieser Studie sind allerdings aufgrund der großen Zahl der nicht mehr erfassbaren Teilnehmer recht ungenau.

Habit Reversal ist Negative Practice überlegen

5 Fallbeispiel

Spontan berichtete Problematik. Die 28-jährige Bürokauffrau, ledig, keine Kinder, schildert im Erstgespräch, dass sie sich täglich Wimpern und Augenbrauen ausreiße. Dies stelle für sie eine wesentliche Möglichkeit dar, um nach einem harten Arbeitstag oder einer Stresssituation wieder „runter zu kommen". Sie schäme sich für das Haareausreißen und die sichtbar kahlen Stellen. Diese versuche sie mit Hilfe von Make-up (Wimperntusche, Eye Liner) zu überdecken. Das Haareausreißen trete bereits seit ca. 17 Jahren in wechselnder Intensität auf. Sie schaffe es höchstens mal ein paar Tage, nicht zu reißen. In den letzten Wochen sei es besonders schlimm geworden, was sie auf den erhöhten Stress aufgrund des drohenden Verlusts ihres Arbeitsplatzes und den Tod ihres Hundes zurückführe. Als weitere Problembereiche benennt sie eine hohe Arbeitsbelastung und die Sorge um den Erhalt ihres Arbeitsplatzes sowie familiäre Konflikte. Sie fühle sich durch ihre Trichotillomanie-Symptomatik in ihrer Lebensqualität und Leistungsfähigkeit deutlich beeinträchtigt.

Biografischer Hintergrund und Störungsentwicklung. Die Patientin wurde als Tochter eines Bäckermeisters und einer Hausfrau in einem kleinen Ort in Bayern geboren. Sie wuchs gemeinsam mit einem älteren Bruder (+2) und einer jüngeren Schwester (–6) auf. Das Familienklima wird als gefühlsarm und unpersönlich beschrieben. Die streng katholischen Eltern seien ausgesprochen kontrollierend, rigide und streng gewesen.

Die frühkindliche körperliche, geistige und sexuelle Entwicklung der Patientin wird als unauffällig beschrieben. Die Einschulung erfolgt im

Alter von sechs Jahren, mit 10 Jahren Wechsel auf die örtliche Realschule, die mit der mittleren Reife abgeschlossen wurde. Nach der Schule habe sie zunächst auf Wunsch der Eltern eine Ausbildung als Bäckereifachverkäuferin begonnen, die sie aber nach einem halben Jahr abgebrochen habe. Gegen den Willen ihrer Eltern habe sie eine Ausbildung zur Bürokauffrau in einer anderen Stadt aufgenommen, wo sie bis heute arbeite. Die Patientin berichtet, dass sie derzeit in keiner festen Partnerschaft lebe. Es werden auch keine früheren sexuellen Beziehungen beschrieben.

Die Patientin gibt an, sich seit ihrem 12. Lebensjahr die Augenbrauen und Wimpern auszureißen. Zu dieser Zeit habe es viele Auseinandersetzungen mit ihrem Vater gegeben (u. a. über schlechte Schulleistungen). Die konservativen Wertvorstellungen des Vaters hätten außerdem dazu geführt, dass sie viele Aktivitäten, die sie gerne unternommen hätte, nicht ausführen konnte (z. B. Jugendtreffs, Baden im Baggersee). Besonders schlimm sei es gewesen, als sie sich mit „Jungs" habe verabreden wollen. Dieser Wunsch wäre von ihrem Vater als „unrein und sündig" abgelehnt worden. Die Problematik bestehe seither in wechselnder Intensität, besonders ausgeprägt seien sie in Zeiten emotionaler Belastung (Konflikte, Versagensängste, Einsamkeit).

Diagnostik zu Therapiebeginn. Die Patientin ist ordentlich gekleidet und hat ein gepflegtes Äußeres. Die Wimpern sind stark geschminkt und die Augenbrauen mit breitem Schminkstift nachgezeichnet. Im Kontakt ist die Patientin höflich und freundlich, emotional beherrscht, sichtlich unter Spannung stehend. Diagnostische Kriterien zu Trichotillomanie nach ICD-10 werden voll erfüllt. Kein Hinweis auf eine komorbid vorliegende psychische Störung. Vom Konsiliararzt werden auch keine somatischen Erkrankungen diagnostiziert.

Die Ergebnisse aus der störungsspezifischen Diagnostik wiesen mit einem PITS-Summenwert von 21 auf eine starke Ausprägung der Trichotillomanie hin. Hier fallen vor allem der zeitliche Umfang des Haareausreißens von 1 bis 2 Stunden pro Tag ins Gewicht. Der Punktwert in der MGH Hairpulling Scale von 22 liegt mehr als eine Standardabweichung über dem berichteten Mittel einer Trichotillomanie-Stichprobe und spricht damit für eine starke Ausprägung der Störung, die vor allem auf einen „sehr häufigen" und „extrem starken" Drang zum Haareausreißen sowie eine subjektiv nicht vorhandene Fähigkeit zur Kontrolle zurückgeht.

Die Verhaltensanalyse anhand einer konkreten Episode des Haareausreißens befindet sich in Kapitel 3.3.

Auswertung von Selbstbeobachtungsprotokollen. Durch Tagesprotokolle und Checklisten wurden Informationen über die der Patientin bekannten Auslösesituationen gesammelt. Es zeichneten sich die für Trichotillomanie typischen Trigger ab: Ruhe- und automatisierte Tätigkeiten (wie Fernsehen, Lesen, Autofahren), unangenehme Gefühlszustände (Ärger, Ängste, Einsamkeit und innere Leere) sowie wahrgenommener sozialer, Zeit- oder Leistungsdruck (z. B. Auseinandersetzungen, enge Terminplanung). Kognitionen spielten auf Triggerebene insofern eine Rolle, als das berufliche Sorgen und Versagensängste den emotionalen Druck und damit die Wahrscheinlichkeit des Haareausreißens erhöhten.

Bei der Analyse des konkreten Prozesses des Haareausreißens ergab sich, dass die Patientin Wimpern und Augenbrauen immer einzeln mit der rechten Hand ausreißt. Vor dem Haareausreißen stimuliert sie sich in der Regel, indem sie mit der Fingerkuppe über die Augenbrauen fährt oder diese „gegen den Strich" bürstet. Nach dem Haareausreißen schaut sie sich die Haare genau an, reibt sie zwischen den Fingern, kaut anschließend auf den Haaren herum und schluckt sie herunter. Sie verbringt damit täglich insgesamt ca. 1 bis 2 Stunden.

Bezüglich der Emotionen vor, während und nach dem Haareausreißen zeigte sich ein mit lerntheoretischen Überlegungen kompatibles Bild: Vor dem Haareausreißen herrschen Gefühle negativer Valenz vor (s. o.), die während des Haareausreißens vermindert wahrgenommen werden und durch angenehme Erfahrungen „ersetzt" werden (Trancegefühl, Gefühl der Leichtigkeit, Entspannung). Nach dem Haareausreißen nehmen negative Gefühle im Zeitverlauf wieder zu (z. B. aufgrund von Scham und Furcht vor ablehnenden Reaktionen durch andere).

Die Patientin hat die Befürchtung, sich langfristig „alle Haare" auszuzupfen. Außerdem bedauert sie, dass sie sich aufgrund des Haarverlusts im sozialen Kontakt gehemmt fühlt und nicht mehr spontan aus dem Haus geht. Sie hat die Hoffnung, dass sie bei Überwindung der Trichotillomanie wieder aktiver am Leben teilnimmt, enge soziale Kontakte knüpfen kann und mehr Selbstvertrauen aufbaut, um sich im Beruf besser behaupten und durchsetzen zu können.

Ableitung eines individuellen Störungsmodells. Ursprünglich auslösend war für die Problematik vermutlich eine erhöhte emotionale Belastung der Patientin aufgrund von familiären Konflikten (schulische Leistungen, streng katholische Wertvorstellungen). Aufrechterhaltende Bedingungen für das Haareausreißen sind kurzfristig positiv (Selbststimulation) wie negativ verstärkende Konsequenzen (Spannungsreduktion, Reduktion aversiver Affekte). Langfristig tragen im Sinne eines Teufelskreises Einsamkeitsgefühle aufgrund sozialen Rückzugs, Schamgefühle aufgrund der kahlen Stellen und dem Gefühl des Kontrollverlusts zu erneutem Spannungsaufbau bei, der durch weiteres Ausreißen kurzfristig reduziert wird.

Als vereinfachtes Arbeitsmodell wurde festgehalten: Negative Emotionen/ Spannungen werden von der Patientin kurzfristig und dysfunktional über das Haareausreißen bewältigt. Langfristig führen Folgeprobleme (negative Konsequenzen des Haareausreißens) und die vermiedene Auseinandersetzung mit den aversiven Gefühlen und ihren Ursachen zu einer negativen Spirale aus vermehrtem Haareausreißen und negativer Befindlichkeit. Im Laufe der Zeit ist das Haareausreißen zu einer quasi-automatisierten Reaktion auf Belastungen/Spannungen geworden.

Aufbau von Verhaltenskontrolle. Das Habit Reversal-Training (HRT) wurde eingeführt. Es war gut möglich, die Patientin dazu anzuleiten, auf frühe Vorzeichen für das Haareausreißen zu achten und diese bewusst wahrzunehmen. Als körperliche Frühwarnsignale konnten wir vor allem ein Kribbeln an den Augenbrauen, aber auch eine generelle innere Unruhe festhalten, die sich z. B. im Herumrutschen auf dem Stuhl oder schnelles Wippen mit dem Fuß ausdrückte. Als Hochrisikosituationen bzw. -orte wurden einerseits die Couch im Wohnzimmer (v. a. beim Fernsehen), Arbeiten am Computer (sowohl zu Hause als auch in ihrem Einzelbüro bei der Arbeit), und Abende, an denen sie allein zu Hause ist, sowie das morgendliche Zurechtmachen vor dem Spiegel identifiziert.

In einem nächsten Schritt wurde eine konkurrierende Handlung erarbeitet und deren Einsatz geübt. Dazu wurde die klassische Methode des Faustballens ausgewählt. Nach „Trockenübungen" wurde vereinbart, dass die Patientin mit der konkurrierenden Handlung auf Frühwarnsignale reagieren sollte, was während der identifizierten Hochrisikosituationen besonders wahrscheinlich zu sein schien. Für Dienstgespräche bzw. bei Anwesenheit anderer Personen wurde das Ballen der Hände in der Hosentasche vorgeschlagen, um weniger aufzufallen. Die Patientin probierte die konkurrierende Handlung wie vereinbart zunächst zu Hause in den Abendstunden aus, war aber von dieser Maßnahme nicht sonderlich überzeugt, da sie ihr zu „künstlich" erschien.

Es wurden Stimuluskontrolltechniken und Reaktionsalternativen zur konkurrierenden Handlung erarbeitet, die die Patientin auf ihre Tauglichkeit ausprobierte (u. a. Finger tapen; Augenbrauen einölen, beim Fernsehen stricken). Diese Strategien empfand die Patientin als sehr hilfreich und machte von ihnen konsequent Gebrauch. Des Weiteren wurde die Patientin in progressiver Muskelentspannung trainiert, von der sie gut profitieren konnte. Es gelang ihr nach einiger Übung, diese Technik in Stresssituationen als Kurzentspannung einzusetzen und damit einen zügigen Spannungsabfall zu erreichen.

Ein individueller Verstärkerplan wurde eingeführt, um die Patientin für die konsequente Anwendung der o. g. Strategien zu motivieren. Eine zusätzliche intrinsische Verstärkung ergab sich später durch das merkliche Nachwachsen der Haare und die daraus resultierende größere Unbeschwertheit in vielen Lebensbereichen. Zusätzlich verstärkend war, dass die Patientin darin angeleitet wurde, die nun frei gewordene Zeit abends gezielt für angenehme Aktivitäten zu nutzen (z. B. Treffen mit einer Freundin), was sich auch positiv auf ihre Stimmung auswirkte.

Bearbeitung grundlegender Bedingungen. Bewältigungskompetenzen und Stressreduktionsmaßnahmen wurden trainiert. Ausgehend von dem Konzept, dass das Haareausreißen als Mittel zur Spannungsreduktion gedient hatte, mussten funktionale Alternativen als Ersatz aufgebaut werden. Dazu wurde der Alltag der Patientin nach Stressquellen durchsucht und Ansatzpunkte für sinnvolle Stressreduktionsmöglichkeiten identifiziert.

Zunächst wurden mit der Patientin spannungsabbauende Aktivitäten zusammengestellt. Aus einer Liste positiver Aktivitäten wählte die Patientin Dinge aus, die sie als sehr angenehm empfand. Es wurde verabredetet, dass die Patientin jeden Tag mindestens eine angenehm erlebte Tätigkeit ausüben sollte, um einerseits einen positiven Effekt auf ihre Stimmung zu erreichen und andererseits Entspannungsmöglichkeiten zu schaffen. Außerdem etablierte die Patientin ein regelmäßiges Sportprogramm, in dem sie anfangs einmal, später zweimal pro Woche Schwimmen ging. Des Weiteren entschloss sich die Patientin zu regelmäßigen Treffen mit Kollegen.

Darüber hinaus wurden Stressquellen identifiziert und Möglichkeiten der Stressreduktion diskutiert. Zu diesem Zeitpunkt der Therapie hatte sich die berufliche Situation wieder beruhigt. Auch wenn die Arbeitsbelastung konstant hoch blieb, erübrigte sich jetzt die Sorge um einen möglichen Jobverlust. Ein sinnvoller Arbeitsplan mit angemessenen Pausen und Erholungsphasen sowie effektive Arbeitsstrategien wurden erarbeitet. Zusätzlich wurde in Rollenspielen trainiert, wie die Patientin überhöhte Leistungsanforderungen von Seiten ihres Vorgesetzten sozial kompetent und inhaltlich begründet zurückweisen könnte.

Ein wesentlicher Baustein innerhalb der Behandlung war auch die Identifikation, Disputation und kognitive Umstrukturierung der vielfältigen dysfunktionalen Kognitionen der Patientin. Während der Therapie kristallisierte sich zunehmend heraus, dass die Patientin (a) ihre Gefühle schlecht wahrnehmen, identifizieren und beschreiben konnte und (b) sich gar nicht erlaubte, Gefühle zu haben, weil sie diese als Schwäche interpretierte, die es galt durch Disziplin zu überwinden. Unter anderem stellte sich die Überzeugung der Patientin als besonders problematisch heraus, v. a. im familiären Kontext, „immer stark, kontrolliert und unabhängig“ sein zu müssen, um ernst genommen zu werden und ein freies Leben führen zu können. Es wurde herausgearbeitet, dass sich diese Überzeugung logisch aus ihren Lebenserfahrungen ableiten ließ (u. a. Aufwachsen in einem gefühlsarmen, leistungsorientierten Familienklima; Befreiung aus dieser kontrollierenden Umgebung durch frühzeitige räumliche und emotionale Trennung von den Eltern; im Beruf sind Höchstleistungen erforderlich, um finanzielle Unabhängigkeit zu bewahren etc.). Es wurde deutlich, dass diese Überzeugung dazu führte, dass sich die Patientin keine Schwäche und damit keine emotionale Regung erlaubte. Der Zusammenhang zwischen ihrer Vermeidung von Gefühlen und ihrer immensen Grundanspannung sowie dem Haareausreißen wurde deutlich gemacht. In einem weiteren Schritt wurden Vor- und Nachteile von Emotionalität im speziellen Fall der Patientin herausgestellt, um Interventionen zum Thema „Gefühle zulassen, akzeptieren und adäquat ausdrücken" vorzubereiten.

Status zu Beginn der Rückfallprophylaxe und Ausblick. Derzeit ist die Trichotillomanie gut gebessert. In den letzten acht Monaten hat die Patientin insgesamt 2 Wimpern ausgerissen, allerdings ohne anschließendes Verschlucken (d. h. Verzicht auf den besonderen „Kick"). Zu Beginn der Therapie hatte sie angegeben, nahezu ständig einen entsprechenden Drang zu verspüren, den sie glaubte, nicht beherrschen zu können. Seit Beginn der Problematik vor 17 Jahren hat sie nun erstmals eine monatelange Abstinenzphase erlebt. Augenbrauen und Wimpern sind mittlerweile gut nachgewachsen. Der Wert in der MGH-Hairpulling Scale ist von 22 Punkten auf 3 Punkte zurückgegangen und damit in einem unauffälligen Bereich. Die Patientin verspürt nur noch „gelegentlich" einen „schwachen" Drang zum Haareausreißen, dem sie nahezu die ganze Zeit zu widerstehen versucht. Wenn sie es versucht, ist sie überzeugt, ihn kontrollieren zu können (Selbstwirksamkeitserwartung). Insofern erscheint ein wesentliches Therapieziel erreicht.

Allerdings ist zu bedenken, dass die Erfahrungen für eine hohe Rückfallneigung sprechen. Der Aufbau und die Etablierung von funktionalen Stressbewältigungskompetenzen und Interventionen zum Abbau von übermäßigen Stressquellen ist erforderlich. Wesentliche Schritte in diese Richtung konnten bereits gemacht werden. Die Patientin treibt heute regelmäßig Sport und baut ihre sozialen Kontakte aus. Zusätzlich achtet sie auf und bemüht sich um regelmäßige angenehme Aktivitäten und Auszeiten zur eigenen Erholung. Weitere Übung ist notwendig, um funktionales Copingverhalten bei der Patientin fest im Alltag zu verankern und die Neigung zum Haareausreißen zur Bewältigung von Stress zu reduzieren. Außerdem sollten die Aspekte, dass sich die Patientin (a) bislang anderen Menschen nur schwer öffnen kann sowie (b) sich negative Gefühle kaum zugesteht bzw. eine Tendenz aufweist, deren Empfindung zu vermeiden (experiential avoidance), weiter Thema der therapeutischen Arbeit sein.

Die Patientin selbst hält es für einen wesentlichen Fortschritt, dass sie Belastungen und negative Gefühle sowie ihre eigenen Bedürfnisse heute explizit wahrnehmen kann, welche sie sich früher nicht bewusst gemacht und lange Zeit den familiären Anforderungen untergeordnet hat. Sie formuliert als langfristiges Ziel, ihren Bedürfnissen im familiären aber auch beruflichen Kontext stärker Vorrang zu geben.

6 Weiterführende Literatur

Baer, L. (2007). Probleme in den Griff bekommen, die mit der Zwangsstörung verwandt sind: Trichotillomanie. In L. Baer, *Alles unter Kontrolle* (2., überarbeitete und ergänzte Auflage, S. 198–211). Bern: Huber.

Franklin, M. E. & Tolin, D. F. (2007). *Treating trichotillomania: Cognitive-behavioral therapy for hairpulling and related problems.* New York: Springer.

Franklin, M. E., Tolin, D. F. & Diefenbach, G. J. (2006). Trichotillomania. In E. Hollander & D. J. Stein (Eds.), *Clinical manual of impulse-control disorders* (pp. 150–175). Arlington VA: American Psychiatric Publishing.

Golomb, R. G. & Vavrichek, S. M. (2000). *The hair pulling „habit" and you: How to solve the trichotillomania puzzle.* Silver Spring: Writers' Cooperative of Greater Washington.

Keuthen, N. J., Stein, D. J. & Christenson, G. A. (2001). *Help for hair pullers.* Oakland: New Harbinger Publications.

Penzel, F. (2003). *The hair-pulling problem: A complete guide to trichotillomania.* New York: Oxford University Press.

Peters, A. (Hrsg.). (2008). *Trichotillomanie: Fragen und Antworten zum zwanghaften Haare ausreißen.* Lengerich: Pabst Science Publishers.

Stein, D. J., Christenson, G. A. & Hollander, E. (1999). *Trichotillomania.* Washington DC: American Psychiatric Press.

Woods, D. W. & Miltenberger, R. G. (2006). *Tic disorders, trichotillomania, and other repetitive behavior disorders* (pp. 133–195). New York: Springer.

7 Literatur

Azrin, N. H., Nunn, R. G. & Frantz, S. E. (1980). Treatment of hairpulling (trichotillomania): A comparative study of habit reversal and negative practice training. *Journal of Behavior Therapy and Experimental Psychiatry, 11,* 13–20.

Baer, L. (2007). Probleme in den Griff bekommen, die mit der Zwangsstörung verwandt sind: Trichotillomanie. In L. Baer, *Alles unter Kontrolle* (2., überarbeitete und ergänzte Auflage, S. 198–211). Bern: Huber.

Beck, J. (1999). Das kognitive Fallkonzept. In J. Beck, *Praxis der kognitiven Therapie* (S. 13–24). Weinheim: Beltz.

Begotka, A. M., Woods, D. W. & Wetterneck, C. T. (2004). The relationship between experiential avoidance and the severity of trichotillomania in a nonreferred sample. *Journal of Behavior Therapy and Experimental Psychiatry, 35,* 17–24.

Bohne, A. & Gerlach, A. L. (2006, September). *Diagnostik und Subgruppen der Trichotillomanie – Eine Internetstudie.* Vortrag im Rahmen der 10. Jahrestagung der Deutschen Gesellschaft Zwangserkrankungen e. V., Berlin.

Bohus, M. & Berger, M. (1996). Die Dialektisch-Behaviorale Psychotherapie nach M. Linehan: Ein neues Konzept zur Behandlung von Borderline-Persönlichkeitsstörungen. *Nervenarzt, 67,* 911–923.

Bouwer, C. & Stein, D. J. (1998). Trichobezoars in trichotillomania: Case report and literature overview. *Psychosomatic Medicine, 60,* 658–660.

Carrion, V. G. (1995). Naltrexone for the treatment of trichotillomania: A case report. *Journal of Clinical Pharmacology, 15,* 444–445.

Chang, C. H., Lee, M. B., Chiang, Y. C. & Lü, Y. C. (1991). Trichotillomania: A clinical study of 36 patients. *Journal of the Formosan Medical Association, 90,* 176–180.

Christenson, G. A., Mackenzie, T. B. & Mitchell, J. E. (1991). Characteristics of 60 adult chronic hair pullers. *American Journal of Psychiatry, 148,* 365–370.

Christenson, G. A & Mansueto, C. S. (1999) Trichotillomania: Descriptive characteristics and phenomenology. In D. J. Stein, G. A. Christenson & E. Hollander (Eds.), *Trichotillomania* (pp. 1–41). Washington: American Psychiatric Press.

Christenson, G. A., Raymond, N. C., Paris, P. L., McAllister, R. D., Crow, S. J., Howard, L. A. et al. (1994). Pain thresholds are not elevated in trichotillomania. *Biological Psychiatry, 36,* 347–349.

Cohen, L. J., Stein, D. J., Simeon, D., Spadaccini, E., Rosen, J. Aronowitz, B. et al. (1995). Clinical profile, comorbidity, and treatment history in 123 hair pullers: A survey study. *Journal of Clinical Psychiatry, 56,* 319–326.

De Sousa, A. (2008). An open-label pilot study of naltrexone in childhood-onset trichotillomania. *Journal of Child and Adolescent Psychopharmacology, 18,* 30–33.

Deutsche Gesellschaft für Kinder- und Jugendpsychiatrie und Psychotherapie (Hrsg.). (2003). Leitlinien zur Diagnostik und Therapie von psychischen Störungen im Säuglings-, Kindes- und Jugendalter (2., überarbeitete Auflage). Köln: Deutscher Ärzte Verlag.

Diefenbach, G. J., Mouton-Odum, S. & Stanley, M. A. (2002). Affective correlates of trichotillomania. *Behaviour Research and Therapy, 40,* 1305–1315.

Diefenbach, G. J., Reitman, D. & Williamson, D. A. (2000). Trichotillomania: A challenge to research and practice. *Clinical Psychology Review, 20,* 289–309.

Diefenbach, G. J., Tolin, D. F., Crocetto, J., Maltby, N. & Hannan, S. (2005). Assessment of trichotillomania: A psychometric evaluation of hair-pulling scales. *Journal of Psychopathology and Behavioral Assessment, 27,* 169–178.

Diefenbach, G. J., Tolin, D. F., Hannan, S., Maltby, N. & Crocetto, J. (2006). Group treatment for trichotillomania: Behavior therapy versus supportive therapy. *Behavior Therapy, 37,* 353–363.

Dilling, H. & Freyberger, H. J. (2006). *Taschenführer zur ICD-10-Klassifikation psychischer Störungen* (3., vollständig überarbeitete und erweiterte Auflage, S. 241). Bern: Huber.

Dilling, H., Mambour, W. & Schmidt, M. H. (1993). *Internationale Klassifikation psychischer Störungen. ICD-10 Kapitel V (F): Klinisch-diagnostische Leitlinien* (2., korrigierte Auflage, S. 240). Bern: Huber.

Du Toit, P. L., Van Kradenburg, J., Niehaus, D. J. H. & Stein, D. J. (2001). Characteristics and phenomenology of hair-pulling: An exploration of subtypes. *Comprehensive Psychiatry, 42,* 247–256.

Elliot, A. J. & Fuqua, R. W. (2002). Acceptability of treatments for trichotillomania. *Behavior Modification, 26,* 378–399.

Favazza, A. R. (1998). The coming age of self-mutilation. *Journal of Nervous and Mental Disease, 186,* 259–268.

Franklin, M. E., Tolin, D. F. & Diefenbach, G. J. (2006). Trichotillomania. In E. Hollander & D. J. Stein (Eds.), *Clinical manual of impulse-control disorders* (pp. 150–175). Arlington VA: American Psychiatric Publishing.

Frecska, E. & Arato, M. (2002). Opiate sensitivity test in patients with stereotypic movement disorder and trichotillomania. *Progress in Neuro-Psychopharmacology and Biological Psychiatry, 26,* 909–912.

Greer, J. M. & Capecchi, M. R. (2002). Hoxb8 is required for normal grooming behavior in mice. *Neuron, 33,* 23–34.

Hautzinger, M. (2008a). Kognitives Neubenennen (Reattribuieren). In M. Linden & M. Hautzinger (Hrsg.), *Verhaltenstherapiemanual* (6. Auflage, S. 215–219). Berlin: Springer.

Hautzinger, M. (2008b). Stimuluskontrolle. In M. Linden & M. Hautzinger (Hrsg.), *Verhaltenstherapiemanual* (6. Auflage, S. 287–290). Berlin: Springer.

Hautzinger, M. (2008c). Verhaltens- und Problemanalyse. In M. Linden & M. Hautzinger (Hrsg.), *Verhaltenstherapiemanual* (6. Auflage, S. 79–84). Berlin: Springer.

Hoyer, J. & Wittchen, H.-U. (2006). Gesprächsführung in der Klinischen Psychologie und Psychotherapie. In H.-U. Wittchen & J. Hoyer (Hrsg.), *Klinische Psychologie und Psychotherapie* (S. 397–408). Berlin: Springer.

Kaluza, G. (2008) Stressbewältigungsprogramm. In M. Linden & M. Hautzinger (Hrsg.), *Verhaltenstherapiemanual* (6. Auflage, S. 394–400). Berlin: Springer.

Keijsers, G. P., van Minnen, A., Hoogduin, C. A., Klaassen, B. N., Hendriks, M. J. & Tanis-Jacobs, J. (2006). Behavioural treatment of trichotillomania: Two-year follow-up results. *Behaviour Research and Therapy, 44,* 359–70.

Keuthen, N. J., Bohne, A., Himle, M. & Woods, D. W. (2005). Advances in the conceptualization and treatment of body-focused repetitive behaviors. In B. E. Ling (Eds.), *Obsessive Compulsive Disorder Research* (pp. 1–29). Hauppage, New York: Nova Biomedical Books.

Keuthen, N. J., Fraim, C., Deckersbach, T., Dougherty, D. D., Baer, L. & Jenike, M. A. (2001). Longitudinal follow-up of naturalistic treatment outcome in patients with trichotillomania. *Journal of Clinical Psychiatry, 62,* 101–107.

Keuthen, N. J., O'Sullivan, R. L. & Jefferys, D. E. (1998). Trichotillomania: Clinical concepts and treatment approaches. In M. A. Jenike, L. Baer & W. E. Mimichiello (Eds.), *Obsessive-compulsive disorders: Treatment and management.* (3rd ed., pp. 162–186). London: Mosby, Boston & Harcourt Brace.

Keuthen, N. J., O'Sullivan, R. L., Ricciardi, J. N., Shera, D., Savage, C. R., Borgmann, A. S. et al. (1995). The Massachusetts General Hospital (MGH) Hairpulling Scale: 1. Development and factor analyses. *Psychotherapy and Psychosomatics, 64,* 141–145.

Klaus, M. (2007). *Psychometrische Prüfung der Gütekriterien der deutschen Version der Psychiatric Institute Trichotillomania Scale (PITS).* Unveröffentlichte Diplomarbeit, Friedrich-Schiller-Universität Jena.

Lenane, M. C., Swedo, S. E., Rapoport, J. L., Leonard, H., Sceery, W. & Guroff, J. J. (1992). Rates of obsessive compulsive disorder in first degree relatives of patients with trichotillomania: A research note. *Journal of Child Psychology and Psychiatry, 33,* 925–933.

Lerner, J., Franklin, M. E., Meadows, E. A., Hembree, E. & Foa, E. B. (1998). Effectiveness of a cognitive behavioral treatment program for trichotillomania: An uncontrolled evaluation. *Behavior Therapy, 29,* 157–171.

Liebeck, H. (2008). Problemlösetraining. In M. Linden & M. Hautzinger (Hrsg.), *Verhaltenstherapiemanual* (6. Auflage, S. 244–249). Berlin: Springer.

Lutz, R. (2008). Genussgruppe: „Kleine Schule des Genießens“. In M. Linden & M. Hautzinger (Hrsg.), *Verhaltenstherapiemanual* (6. Auflage, S. 347–351). Berlin: Springer.

Mansueto, C. S., Goldfinger Golomb, R., McCombs Thomas, A. & Townsley Stemberger, R. M. (1999). A comprehensive model for behavioral treatment of trichotillomania. *Cognitive and Behavioral Practice, 6,* 23–43.

Mansueto, C. S., Townsley Stemberger, R. M., McCombs Thomas, A. & Goldfinger Golomb, R. (1997). Trichotillomania: A comprehensive behavioral model. *Clinical Psychology Review, 17,* 567–577.

Meibert, P., Michalak, J. & Heidenreich, T. (2004). Achtsamkeitsbasierte Stressreduktion – Mindfulness-Based Stress Reduction (MBSR) nach Kabat-Zinn. In T. Heidenreich & J. Michalak (Hrsg.), *Achtsamkeit und Akzeptanz in der Psychotherapie: Ein Handbuch* (S. 141–192). Tübingen: DGVT-Verlag.

Meinlschmidt, G. & Hellhammer, D. (2008). Aktivitätsaufbau. In M. Linden & M. Hautzinger (Hrsg.), *Verhaltenstherapiemanual* (6. Auflage, S. 101–105). Berlin: Springer.

Mühlig, S. & Poldrack, A. (2006). Kognitive Therapieverfahren. In H.-U. Hoyer & J. Wittchen (Hrsg.), *Klinische Psychologie und Psychotherapie* (S. 447–495). Berlin: Springer.

Neudecker, A. (2006). *Multimodale Verhaltenstherapie versus Paroxetin-Behandlung bei Trichotillomanie*. [www.sub.uni-hamburg.de/opus/volltexte/2006/2806/].

Ninan, P. T., Rothbaum, B. O., Marsteller, F. A., Knight, B. T. & Eccard, M. B. (2000). A placebo-controlled trial of cognitive-behavioral therapy and clomipramine in trichotillomania. *Journal of Clinical Psychiatry, 61,* 47–50.

O'Sullivan, R. L., Christenson, G. A. & Stein, D. J. (1999). Pharmacotherapy of trichotillomania. In D. J. Stein, G. A. Christenson & E. Hollander (Eds.), *Trichotillomania* (pp. 93–123). Washington: American Psychiatric Press.

O'Sullivan, R. L., Keuthen, N. J., Hayday, C. F., Ricciardi, J. N., Buttolph, M. L., Jenike, M. A. et al. (1995). The Massachusetts General Hospital (MGH) Hairpulling Scale: 2. Reliability and validity. *Psychotherapy and Psychosomatics, 64,* 146–148.

Penzel, F. (2003). *The hair-pulling problem: A complete guide to trichotillomania.* New York: Oxford University Press.

Phillips, K. A. (1996). The broken mirror: Understanding and treating body dysmorphic disorder. New York: Oxford University Press.

Reeve, E. (1999) Hair pulling in children and adolescents. In D. J. Stein, G. A. Christenson & E. Hollander (Eds.), *Trichotillomania* (pp. 201–224). American Psychiatric Press: Washington.

Reich, S. & Trüeb, R. M. (2003). Trichoteiromanie. *Journal der Deutschen Dermatologischen Gesellschaft, 1,* 22–28.

Rothenhäusler, H.-B. & Kapfhammer, H.-P. (2002). Münchhausen-Patienten im Allgemeinkrankenhaus: Diagnose und Therapie vor konsiliarpsychiatrischem Hintergrund. *Psychiatrische Praxis, 29,* 381–387.

Ruhl, U., Hach, I. & Wittchen, H.-U. (2006). Entspannungsverfahren. In J. Hoyer & H.-U. Wittchen (Hrsg.), *Klinische Psychologie und Psychotherapie* (S. 451–462). Berlin: Springer.

Sandman, C. A. (1990/1991). The opiate hypothesis in autism and self-injury. *Journal of Child and Adolescent Psychopharmacology, 1,* 237–248.

Saß, H., Wittchen, H.-U. & Zaudig, M. (2003). *Diagnostische Kriterien des Diagnostischen und Statistischen Manuals Psychischer Störungen – Textrevision – DSM-IV-TR.* Göttingen: Hogrefe.

Sauke, G. (2004). Kleptomanie: Überblick zum Forschungsstand und Ergebnisse einer verhaltenstherapeutischen Studie. *Verhaltenstherapie, 14,* 100–110.

Schlosser, S., Black, D.W., Blum, N. & Goldstein, M.P.H. (1994). The demography, phenomenology, and family history of 22 persons with compulsive hair pulling. *Annals of Clinical Psychiatry, 6,* 147–152.

Soriano, J.L., O'Sullivan, R.L., Baer, L., Phillips, K.A., McNally, R.J. & Jenike, M.A. (1996). Trichotillomania and self-esteem: A survey of 62 female hair pullers. *Journal of Clinical Psychiatry, 57,* 77–82.

Stanley, M.A., Breckenridge, J.K., Snyder, A.G. & Novy, D.M. (1999). Clinician-rated measures of hair pulling: A preliminary psychometric evaluation. *Journal of Psychopathology and Behavioral Assessment, 21,* 157–170.

Stein, D.J., Niehaus, D.J.H., Seedat, S. & Emsley, R.A. (1998). Phenomenology of stereotypic movement disorder. *Psychiatric Annals, 28,* 307–312.

Stein, D.J., O'Sullivan, R.L. & Hollander, E. (1999). The neurobiology of trichotillomania. In D.J. Stein, G.A. Christenson & E. Hollander (Eds.), *Trichotillomania* (pp. 43–61). Washington: American Psychiatric Press.

Tolin, D.F., Franklin, M.E., Diefenbach, G.J. & Gross, A. (2002, November). *Cognitive-behavioral therapy for pediatric trichotillomania: An open trial.* Vortrag im Rahmen der 36th Annual Convention of the Association for Advancement of Behavior Therapy, Reno, USA.

Tull, M.T. & Roemer, L. (2007). Emotion regulation difficulties associated with the experience of uncued panic attacks: Evidence of experiential avoidance, emotional nonacceptance, and decreased emotional clarity. *Behavior Therapy, 38,* 378–391.

Ullrich, R. & de Muynck, R. (2008). Aufbau sozialer Kompetenz: Selbstsicherheitstraining, Assertiveness-Training. In M. Linden & M. Hautzinger (Hrsg.), *Verhaltenstherapiemanual* (6. Auflage, S. 333–340). Berlin: Springer.

van Minnen, A., Hoogduin, K.A., Keijsers, G.P., Hellenbrand, I. & Hendriks, G.J. (2003). Treatment of trichotillomania with behavioral therapy or fluoxetine: A randomized, waiting-list controlled study. *Archives of General Psychiatry, 60,* 517–522.

Watson, T.S., Howell, L.A. & Smith, S.L. (2006). Behavioral intervention for tic disorders. In D.W. Woods & R.G. Miltenberger (Eds.), *Tic disorders, trichotillomania, and other repetitive behavior disorders* (pp. 73–96). New York: Springer.

Willenberg, H. (2000). Heimliche Selbstschädigung: Teil 1 Klassifikation und Ätiologie. *Psychotherapeut, 45,* 325–336.

Winchel, R.M., Jones, J.S., Molcho, A., Parsons, B., Stanley, B. & Stanley, M. (1992). The Psychiatric Institute Trichotillomania Scale (PITS). *Psychopharmacological Bulletin, 28,* 463–476.

Zimmer, T.F. (2008). Kontrolle verdeckter Prozesse: Aufbau eines positiven Selbstkonzepts. In M. Linden & M. Hautzinger (Hrsg.), *Verhaltenstherapiemanual* (6. Auflage, S. 220–224). Berlin: Springer.

8 Anhang

Informative Webseiten:
www. trichotillmanie.de
www.trichkind.de.vu
www.trichotillomanie.ch
www.trich.org

Massachusetts General Hospital (MGH) Hairpulling Scale[1]

Instruktion: Wählen Sie für jede Frage genau die Aussage im Antwortblock aus, die Ihr Verhalten und/oder Ihre Gefühle während der letzten Woche am besten beschreibt. Falls Sie ein „Auf und Ab" erlebt haben, bemühen Sie sich bitte um eine durchschnittliche Bewertung. Bitte achten Sie darauf, dass Sie zunächst alle Antwortmöglichkeiten für eine Frage durchlesen bevor Sie eine der Möglichkeiten auswählen.

Bei den nächsten drei Fragen schätzen Sie bitte nur Ihren Drang ein, sich Ihr Haar auszureißen.

1. Häufigkeit des Dranges
An einem durchschnittlichen Tag, wie oft haben Sie den Drang verspürt, sich Ihr Haar auszureißen?

[0] Diese Woche habe ich keinen Drang verspürt, mir mein Haar auszureißen.

[1] Diese Woche habe ich *gelegentlich* einen Drang verspürt, mir mein Haar auszureißen.

[2] Diese Woche habe ich *häufig* einen Drang verspürt, mir mein Haar auszureißen.

[3] Diese Woche habe ich *sehr häufig* einen Drang verspürt, mir mein Haar auszureißen.

[4] Diese Woche habe ich *nahezu immer* einen Drang verspürt, mir mein Haar auszureißen.

2. Intensität des Dranges
An einem durchschnittlichen Tag, wie intensiv oder stark war der Drang, sich Ihr Haar auszureißen?

[0] Diese Woche habe ich gar keinen Drang verspürt, mir mein Haar auszureißen.

[1] Diese Woche habe ich einen *schwachen* Drang verspürt, mir mein Haar auszureißen.

[2] Diese Woche habe ich einen *mäßigen* Drang verspürt, mir mein Haar auszureißen.

[3] Diese Woche habe ich einen *starken* Drang verspürt, mir mein Haar auszureißen.

[4] Diese Woche habe ich einen *extrem starken* Drang verspürt, mir mein Haar auszureißen.

1 Keuthen et al. (1995); dt. Übersetzung: A. Bohne; Abdruck erfolgt mit freundlicher Genehmigung des Karger Verlags.

3. Fähigkeit, den Drang zu kontrollieren
An einem durchschnittlichen Tag, wie viel Kontrolle haben Sie über den Drang, sich Ihr Haar auszureißen?

- [0] Diese Woche konnte ich den Drang immer kontrollieren, oder habe keinen Drang verspürt, mir mein Haar auszureißen.
- [1] Diese Woche war ich *meistens* in der Lage, mich vom Drang, mir mein Haar auszureißen, abzulenken.
- [2] Diese Woche war ich *manchmal* in der Lage, mich vom Drang, mir mein Haar auszureißen, abzulenken.
- [3] Diese Woche war ich *selten* in der Lage, mich vom Drang, mir mein Haar auszureißen, abzulenken.
- [4] Diese Woche war ich *nie* in der Lage, mich vom Drang, mir mein Haar auszureißen, abzulenken.

Bei den nächsten drei Fragen schätzen Sie bitte nur das tatsächliche Haareausreißen ein.

4. Häufigkeit des Haareausreißens
An einem durchschnittlichen Tag, wie oft haben Sie sich tatsächlich Ihr Haar ausgerissen?

- [0] Diese Woche habe ich mir mein Haar nicht ausgerissen.
- [1] Diese Woche habe ich mir *gelegentlich* mein Haar ausgerissen.
- [2] Diese Woche habe ich mir *häufig* mein Haar ausgerissen.
- [3] Diese Woche habe ich mir *sehr häufig* mein Haar ausgerissen.
- [4] Diese Woche habe ich mir so häufig mein Haar ausgerissen, dass es mir vorkam als wenn ich es *immerzu* tun würde.

5. Versuche, dem Haareausreißen zu widerstehen
An einem durchschnittlichen Tag, wie oft haben Sie den Versuch unternommen, sich vom tatsächlichen Haareausreißen abzuhalten?

- [0] Diese Woche habe keinen Drang verspürt, mir mein Haar auszureißen.
- [1] Diese Woche habe ich *nahezu die ganze Zeit* versucht, dem Drang, mir mein Haar auszureißen, zu widerstehen.
- [2] Diese Woche habe ich *manchmal* versucht, dem Drang, mir mein Haar auszureißen, zu widerstehen.
- [3] Diese Woche habe ich *selten* versucht, dem Drang, mir mein Haar auszureißen, zu widerstehen.
- [4] Diese Woche habe ich *nie* versucht, dem Drang, mir mein Haar auszureißen, zu widerstehen.

6. Kontrolle über das Haareausreißen
An einem durchschnittlichen Tag, wie oft waren Sie erfolgreich, sich tatsächlich vom Haareausreißen abzuhalten?

- [0] Diese Woche habe ich mir mein Haar nicht ausgerissen.
- [1] Diese Woche war ich *nahezu immer* fähig, dem Haareausreißen zu widerstehen.
- [2] Diese Woche war ich *meistens* fähig, dem Haareausreißen zu widerstehen.
- [3] Diese Woche war ich *manchmal* fähig, dem Haareausreißen zu widerstehen.
- [4] Diese Woche war ich *selten* fähig, dem Haareausreißen zu widerstehen.

7. Damit verbundenes Leiden
Haareausreißen kann manche Menschen launisch, nervös oder traurig machen. Während der letzten Woche, wie unwohl haben Sie sich aufgrund des Haareausreißens gefühlt?

- [0] Diese Woche habe ich mich wegen des Haareausreißens nicht unwohl gefühlt.
- [1] Diese Woche habe ich mich wegen des Haareausreißens *leicht unwohl* gefühlt.
- [2] Diese Woche habe ich mich wegen des Haareausreißens *spürbar unwohl* gefühlt.
- [3] Diese Woche habe ich mich wegen des Haareausreißens *deutlich unwohl* gefühlt.
- [4] Diese Woche habe ich mich wegen des Haareausreißens *extrem unwohl* gefühlt.

Beobachtungsprotokoll zum Haareausreißen							
Wochentag/Datum							
Beginn der Episode (Uhrzeit)							
Ende der Episode (Uhrzeit)							
Ort							
Begleitende Tätigkeit							
Stärke des Drangs (0–10)*							
Bewusstseinsgrad (0–10)*							
Vorausgehende Gefühle							
Vorausgehende Gedanken							
Körperliche Empfindungen							
Wille zu widerstehen (0–10)*							
Eingesetzte Strategie(n)							
Wie hilfreich war(en) die Strategie(n)? (0–10)*							
Zahl ausgerissener Haare							
Betroffene Körperstelle(n)							
Kommentare/ besondere Beobachtungen							

Anmerkung: * 0 = minimal; 10 = maximal